家庭情境式对话　零基础课程学习

长者照护

图文百科

名誉主编　张　军
主　　编　周欢庆　罗琳玲
主　　审　程　云

U0188205

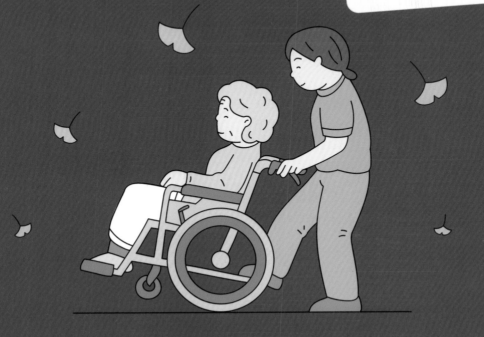

上海科学技术出版社

图书在版编目（CIP）数据

长者照护图文百科 / 周欢庆，罗琳玲主编. -- 上海：
上海科学技术出版社，2023.6（2024.7重印）
　ISBN 978-7-5478-6111-0

　Ⅰ．①长… Ⅱ．①周… ②罗… Ⅲ．①老年人－家庭
－护理 Ⅳ．①R473.2

　中国国家版本馆CIP数据核字（2023）第046546号

编 委 会

名誉主编 张 军

主　　编 周欢庆　罗琳玲

副 主 编 徐启华

主　　审 程 云

编　　委（按姓氏笔画排序）

程 云　李 岚　罗琳玲　马 陵　徐启华　俞佳俐

张 军　张 静　张丽芹　赵冬梅　周欢庆

长者照护图文百科

主　　编　周欢庆　罗琳玲

上海世纪出版（集团）有限公司
上海科学技术出版社　出版、发行
（上海市闵行区号景路159弄A座9F-10F）
邮政编码 201101　www.sstp.cn
上海光扬印务有限公司印刷
开本 787×1092　1/16　印张 18.25
字数 320 千字
2023 年 6 月第 1 版　2024 年 7 月第 2 次印刷
ISBN 978-7-5478-6111-0/R·2724
定价：108.00元

全面兼顾老年人居家生活和慢病护理

看到由周欢庆和罗琳玲两位主编精心策划编写的《长者照护图文百科》，我深深地被图文并茂的画面吸引住了。该图书的编撰顺应了中国快速进入老龄化社会的需求，为已经和即将到来的老年照护需求提供了培训照护者的参考工具，也为广大老年人家庭提供了日常护理的学习指南。

尤其是，随着社会老龄化老年人口的增加，养老机构适合部分老人的入住需要，医疗机构应对重症老人急性期住院救治的需求，而慢病和急性期过后的康复期老人将以居家养护的方式解决。居家养护成为绝大多数老年人的选择，居家养护的照护者主要为老人的配偶、子女或其他成员，本书将为这些照护者提供简单易学的指导。

全书分为十二个章节，从了解老年人的照护需要、照护者自身的身心准备以及照护环境的要求引入，后续展开详细解说，并配有图解。包括老年人日常生活基本需要的各方面：如个人清洁、饮食、睡眠、排泄、移动等；针对老年人患有的一些慢病以及容易出现的问题给出指导，如生命体征观察的方法、皮肤压力性损伤的预防、居家用药的管理等；居家老人突发跌倒、噎食、低血糖如何处理，偏瘫等生活不能自理者怎样训练等。

本书的出版将为需要居家照护的老人及照护者带来福音，期望能为提升家属及专业照护者的照护质量提供保障。

程云　香港中文大学（深圳）医学院护理顾问

推 荐 2

专业赋能，让中国老人得到有尊严的照护

中国正在快速进入老龄化社会，老龄化带来各种问题已经成为一种社会常态，并将在相当长的一段时间内伴随着我们。高龄长者居家照护就是需要高度关注的重大社会问题之一，也是千千万万个家庭无法回避的难题。

实现养老服务的高质量发展是新时代国家养老服务的要求，而提质增能和高质量的重要途径就是专业赋能。由此，《长者照护图文百科》孕育而生。

长者居家照护是一项繁重、复杂、压力很大的工作，需要科学理念和专业支撑，需要照护知识和操作技巧。本书坚持积极健康老龄化理念，基于实践和专业，以图文结合的方式把居家照护中的重点、难点、疑点、盲点用简单易懂的方式表达出来；对居家照护中经常遇到的清洁、排泄、翻身、移动、紧急处理等照护知识和技巧进行了详尽的解说。

"工欲善其事，必先利其器。"《长者照护图文百科》是针对性较强的科普读物，无论是对照护从业者还是非职业照护的家庭成员，都具有可读性、可操作性，也让被照护者的安全和尊严得到必要的保障，应该会成为一本很受欢迎的养老照护工具书。

基于此，我非常高兴也非常乐意推荐这本好书。

殷志刚　　上海市老龄科学研究中心原主任

原居安老，家庭"照护师"快速入门

照护，是从临床护理中逐步剥离出来的服务，主要内容聚焦在日常生活照料和一部分非治疗性的护理和康复服务。照护服务的目标不是为了"治愈"，而是为了延缓慢性病病情发展，并尽可能地改善服务对象的生理功能和精神健康。对于因慢性疾病或衰弱导致的失能老人来说，照护服务是刚需，培养能提供专业照护服务的护理员势在必行。

同时，原居安老——居家养老，是国际共识，也是未来的发展趋势。尽可能让老人在已经形成习惯的家庭和社区中度过晚年，是我们整个社会努力的目标。居家老人的照护，目前仍然主要由其家人承担。让更多的专业护理员走入老人家庭的同时，提高这些家庭照护者的专业照护技能也是构建良好长期照护体系的重要组成部分。

这是一本专为初学者编写的照护入门手册，书中涉及老人居家照护可能遇到的各种问题，包括居家环境、身体清洁、饮食、排泄、睡眠、移动、生命体征监测以及紧急情况的应对等，还非常可贵地强调了与老人的沟通以及情感关怀，内容丰富而全面。本书的编者们以图文并茂的形式，让复杂的照护知识、照护操作变得简明易懂，让零基础的人也可以快速地学习并掌握。

感谢编者们推广、普及照护专业知识和技能的良苦用心，相信这本书会给失能老人的家庭照护者、老年照护的从业者以及所有愿为失能老人提供服务的人们提供便捷的指导、有效的帮助。

虞 焱

虞　焱　副主任护师、副研究员，上海市护理学会副理事长兼秘书长

推 荐 4

以孝为书，滋养有爱的长者家庭

在看到《长者照护图文百科》书稿后，我迫不及待地仔细阅读起来，不知不觉中深入其中，被书中的内容所深深地打动。每一幅图文都经过了作者团队的精心雕琢，用心良苦、温情满满！

我非常希望本书能够被各位老年人的照护者所知晓，并使他们从中获益，不仅仅是居家照护者，那些社会志愿者以及工作在养老机构中的照护人员等，乃至老年人自身也都一定会从本书中获取到丰富的照护知识和技能。

本书特点有以下四点。

一是充分体现了"以人为本"的理念。在照护过程中，鼓励照顾者首先要充分了解老年人的状况和需求，不仅关注其功能缺失的部分，还要关注老人现存的功能；不仅关注老人的生理状况，还关心老人的心理变化和社会功能。在评估的基础上再从身体、心理、社会等各个角度思考和制定符合老人个体化的照顾方案和照护方法，最大限度地补其不足、发挥其所长。

二是图文间体现了知识和技能的科学性，强调"知其然也要知其所以然"。本书虽然图文紧凑，但依旧花费一定的篇幅介绍所做操作的目的和原理，让读者能深刻理解操作中所蕴含的道理，更加真切地理解怎么做和这么做的缘由。书后还附有参考文献，彰显了本书的科学性。

三是案例形式丰富、浅显易懂、实操性强。全书以图文并茂的形式，生动地介绍了照护老人过程中所涉及的方方面面，从生活照护到一定程度的专业照护，从平日照护到紧急情况下的应对。正如作者团队所说，图文配合，便于翻阅，边看边用，实践性强。

四是体现了对照顾者自身的关注。本书特别安排了一定篇幅用于讲解照护者如何做好自己的身心准备，很前瞻地提出了照护者"如果想照护好老年人、一定要先照护好自己"的重要观念。这也是对我国家庭观和"孝道"观念影响下的照护理念的重要补充。

我相信本书一定能带给各位读者照护的智慧和力量，也希望在照护者充满爱心的科学照护下，每位老年人都能有一个幸福安遂的晚年，能尽可能地维持自己的最佳健康状态和良好的生活质量！

刘　宇　中国医科大学护理学院教授

前 言

中国正快速进入老龄化社会，目前我国已成为世界上唯一一个老年人口超过 2 亿的国家。据统计，日常生活失能和部分失能老年人超过 4 000 万，完全失能的老年人超过 1 000 万，随之而来的照护问题是一个重大的社会问题，也是千千万万个家庭无法回避的难题。

随着中国第一代独生子女父母进入老年期，现代家庭结构呈现出"421""422"模式，家庭对老年人的照护能力缺乏，聘请他人（护工、保姆）照护老年人成为必然趋势。

然而，不论是在医院、养老机构还是居家照护，聘请的照护人员绝大多数没有经过正规的照护培训，缺乏照护知识；即便是老年人的配偶、子女亲属也同样缺乏照护知识和技能。照护者在刚开始做照护时，会遇到很多棘手的问题：没有一点照护经验怎么办？要做的事情太多从哪里下手？老年人卧床不起怎么移动才好……为此，我们编写了这本《长者照护图文百科》。

本书在编写过程中，参考了诸多国内外相关书籍，特别是日本以及中国台湾地区的照护理念和技能，结合实际情况，反复实践体验，力求贴合实际，使照护者"看得懂，学得快，用得上"。

情境式体验：在编写时，我们充分考虑到国内老年人的居住环境、条件和生活习惯，以照护的基本动作为主线，对每个照护动作带给老年人的舒适度和照护者的省力程度进行反复体验，然后拍成照片，再绘成图片。其间，聘请了日本的照护专家进行培训指导。

实践中提炼：编写人员注重收集照护实践经验，到老年人家中，将在实际照护过程中因地制宜发明的照护方法进行提炼，并推广使用。

对话式旁白：用通俗易懂的对话方式列举出操作中提示的重点，指导照护者在操作时与老年人进行沟通对话，使老年人了解下一步要做什么，做好配合准备。

助学小贴士：将照护的相关知识点、注意事项等，采用"小贴士"的方式体现，提醒照护者注重照护安全。

随着社会进入高度老龄化，照护的需求将越来越迫切，祈愿本书可以为长者家属和从事照护工作的护理员、社会志愿者提供参考，实现轻松照护。

书中不足之处，期待读者予以指正，以使本书内容不断完善。

本书特点

居家照护琐碎繁复而辛苦费力，

本书可以助力照护者实现轻松照护，开心过好每一天。

◎ 一目了然

以照护的基本动作为主线，分解成易懂的图示加说明，步骤之间自然连贯。

◎ 动作旁白

列举口头出声提示的重点，操作前配上口头提示，使老人了解下一步要做什么，做好配合准备。

（四）轮椅移动

照护者在使用轮椅照护长者时，如果用法不当，可能造成摔落跌倒等意外事件。正确地操作轮椅，使乘坐者安全舒适，是每一个照护者必须遵循的原则。

◎ 轮椅前行

长者的双手放在轮椅扶手上，双脚放在脚踏板上，松开刹车后稳步推行。

阿姨，我们开始走了哦。

> ! **请注意**
>
> 注意安全，不要突然加速、紧急刹车、突然转弯。

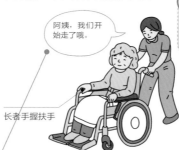

长者手握扶手

怎么突然加速？

◎ 轮椅上下坡

1 上坡时：照护者眼睛看着行进方向，身体微微前倾，踏稳步伐，推着轮椅缓缓爬坡。

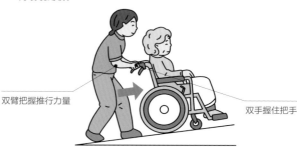

双臂把握推行力量

双手握住把手

◎ 错误提示

对一些操作动作列出不正确的提示，提醒照护者避免。

◎ 注重细节

提醒照护者操作时应注意的事项，使老人在被照护时感到安全和舒适。

❷ 下坡时：为了不让长者心生恐惧，可将轮椅缓慢倒退下坡，全程手握刹车，随时观察身后情况。

倒退时向后看，观察行进方向是否安全

阿姨，我们下坡了，不用担心哦！

轮椅背对行进方向

无手刹的，照护者用一条腿贴着椅背，减缓速度

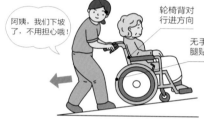

◎ 轮椅上下台阶

❶ 上台阶时：轮椅正对台阶停下，踩下后倾杆，轮椅后倾、前轮翘起前推。

前轮越过台阶，后轮碰到台阶停下，稍抬高把手向前推轮椅，过台阶后继续。

上抬把手，同时往前推轮椅

◎ 视觉清晰

大量的彩色插图，视觉效果强烈，易记易懂。

阿姨，现在要上台阶了，我要让前轮翘起来啦！

双手将把手往下压

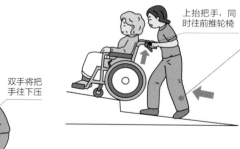

单脚缓缓踩踏倾斜杆

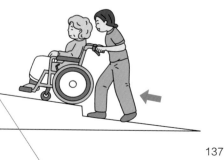

◎ 要领强调

照护动作有许多技巧上的要领，把握动作的要领可以使照护变得轻松容易。

137

目　录

第三章　照护基础知识

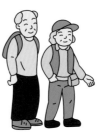

第四章　清洁照护篇

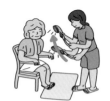

第五章　排泄照护篇

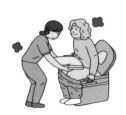

第六章　睡眠照护篇

第七章　饮食照护篇

第八章　移动照护篇

第九章　医疗护理篇

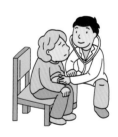

第十章　紧急情况的应对

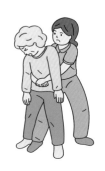

第十一章　偏瘫长者生活自理能力训练

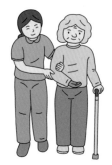

第十二章　长者日常的身体运动训练

第一章

照护长者前
需要的准备

要照护长者了，照护之前要做些什么准备呢？

知己知彼才能做好照护，照护之前要了解长者的心理感受，了解长者的实际能力……才能使照护让长者感到舒服。

照护长者是非常辛苦的事，照护者要有充分的心理准备，做好身心调节，才能长久坚持。

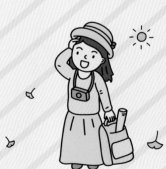

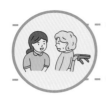 # 照护者需要了解的

（一）了解长者的心理感受

长者自己的事情自己做不了，需要靠别人帮助时，心理上会感到特别的不安，会有很多担心：会痛吗？会摔倒吗？会被嫌弃吗……

◎ 会不会痛

长者会担心在被照护时引起疼痛和不适。照护时要温柔地对待长者的身体，给长者良好的照护体验。

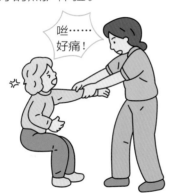

哎……好痛！

◎ 难为情

在进行清洁或排泄护理时，会涉及隐私部位，长者会感觉不好意思，会感到难为情，所以要为长者进行遮挡。

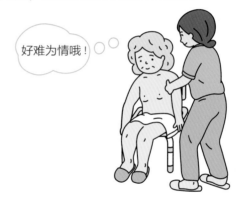

好难为情哦！

◎ 恐慌害怕

长者身体功能衰退后，日常坐、卧、站立、行走会有困难，担心跌倒，所以经常会有恐惧害怕的心理。照护时要理解长者的担心。

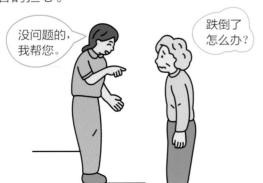

没问题的，我帮您。

跌倒了怎么办？

◎ 无力无奈感

衰老使得长者关节活动僵硬迟缓，产生无力无奈感；照护时要按照长者的节奏进行，不要催促。

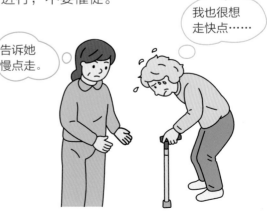

告诉她慢点走。

我也很想走快点……

◎ 期盼的事情

长者想对周围人有用，想被尊重，想多与人聊天说话，想长寿，想穿漂亮衣服等，照护时请关注长者期盼的事。

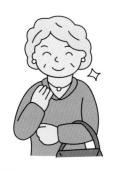

哇，马上要见到老朋友了……

（二）了解长者哪些事做得到，哪些事做不到

照护过程中，要注意观察长者能做到的和不能做到的，能做到的事情尽量让他自己做，以避免长者因过度依赖而导致身体功能废用。

◎ 观察长者行动

日常生活中观察长者的各种动作，看看哪些是需要协助的，哪些是长者自己可以做的。

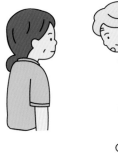

◎ 留意长者习惯

照护中留意长者的动作习惯，如"坐椅子站起时是否吃力"或"走路时右脚拖地"，从而作出正确的引导。

站起来很吃力啊……

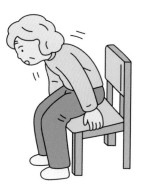

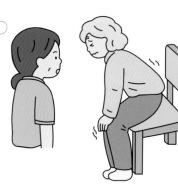

◎ 长者能做的事自己做

照护长者时，长者能做的事让他自己做，不要觉得长者动作缓慢，等不及就出手帮助。

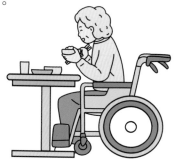

◎ 长者做不了的出手协助

观察长者无论怎么努力都做不到的事，才出手相助。

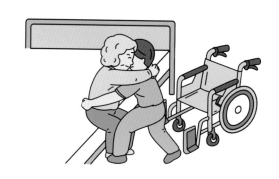

（三）照护操作时提前告诉长者要做什么

照护操作时，先说明接下来要做的是什么、需要怎么配合，让长者有心理准备，愉快地配合操作。照护者不可无视长者的意愿和感受，只管自己机械式操作。

◎ 告诉长者接下来要做什么

如：阿姨，我们准备洗头了。

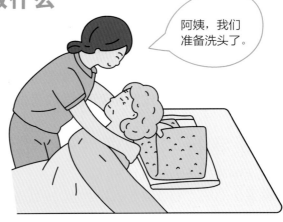

阿姨，我们准备洗头了。

◎ 说明如何做

如：您起不了床，我会在您头的下方放洗头盆。

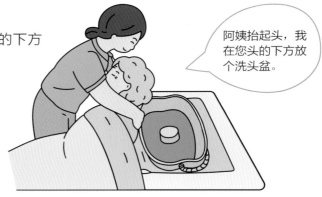

阿姨抬起头，我在您头的下方放个洗头盆。

◎ 告诉长者需要怎么回应

如：阿姨，水温合适吗？

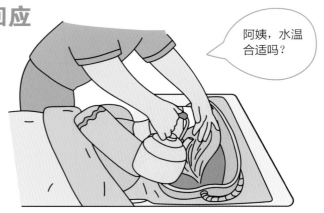

阿姨，水温合适吗？

（四）照护时温柔出声并配以恰当的肢体动作

照护开始时温柔出声提示，并配以恰当的肢体动作，可以使长者感到舒心、安心，积极配合照护者的动作。

◎ 用温柔亲切的话

如需要长者从椅子上站起来时，只说"请站起来"，会让长者觉得冷淡，产生抗拒。

可以先告诉目的，让长者知道要做什么，如何配合。这样说："阿姨，接下来要洗澡啦，我们先站起来吧。"

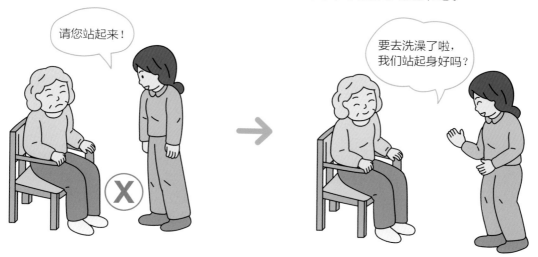

◎ 注意态度和肢体动作

虽然将温和有礼的"请、谢谢、对不起"挂在嘴上，但态度和肢体动作冷淡、生硬，会使长者感到压力。

用温和诚恳的口吻请求长者并配合恰当的肢体动作，容易得到长者的配合。如："我们来向前弯弯腰吧！"

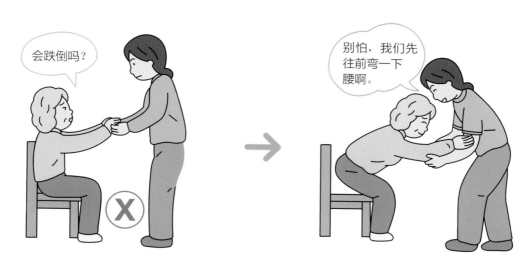

◎ 提示时配合动作如手势、轻拍长者

如果只用嘴巴来说明要做的事，长者有时可能会分不清。如："请将右腿膝盖立起来。"

如果用手轻拍该部位时出声提示，长者就很容易明白该动那里。如："请将我现在拍的这条腿立起来哦！"

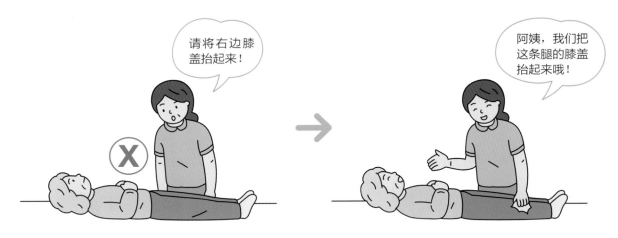

◎ 适时地夸奖

照护长者时不要用消极的语言。如"不是这样""这都做不好"。

多鼓励长者，适时地给予夸奖，即使做得不好，也要说："比刚才做得好，继续努力会更好。"

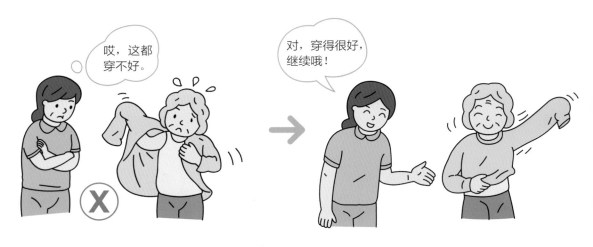

（五）轻柔地对待长者身体

以轻柔的动作移动长者肢体是照护的基本要求，特别是对肢体僵硬或皮肤敏感的长者。接触长者肢体时，尽量不使其疼痛是照护原则。

◎ 不要直接抓握长者肢体

照护时不能图自己省事，就直接从肢体上方去抓握长者手脚，这样会造成紧张和疼痛。

◎ 用手从肢体下方托起

应摊开手掌从下方向上托起长者的手和脚，尽量用双手支撑。

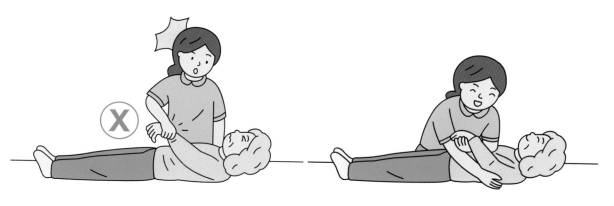

（六）让长者心里感觉舒服的要领

寒暄问候。如"早上好""今天感觉好吗""晚安"等。

与长者说话时视线保持同一高度，勿从上往下去俯视，让人有压迫感。

说话音量适中，轻了长者听不见，响了则像是命令口气，让人不安。

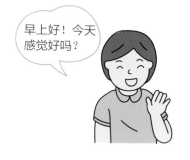

早上好！今天感觉好吗？

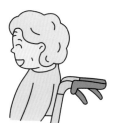

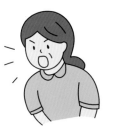

照护者说话口齿要清晰，慢慢讲话。

不否定长者，即使做错了也不要直接否定，应采取委婉的方式，如："不要紧，我们再做一次。"

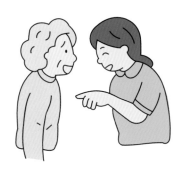

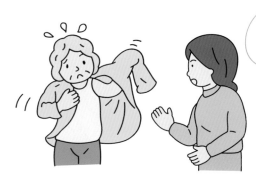

没关系，你行的，我们再来一次。

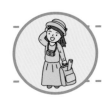

照护者的身心准备

照护长者是一件非常辛苦的事情，特别是长期照护时，照护者要做好身心调节，要有充分的心理准备，调整生活节奏。不要因为照护长者而牺牲照护者的全部生活，这样才能长久地照护。

（一）照护者心理调适

◎ 不怕烦

长者常常会因为听力差，没听清说什么，需要反复地告诉或长时间等待。照护者要有足够的耐心。

如："慢点没关系，别着急。"

◎ 不嫌弃

照护失能长者时，需帮助清理大小便及清洁，照护时不要在表情和话语上表现出嫌弃，尽量用正面的话语。

如："今天大便拉出来许多，太好了。""这样擦屁股冷不冷？"

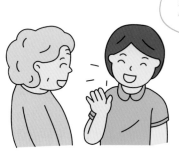

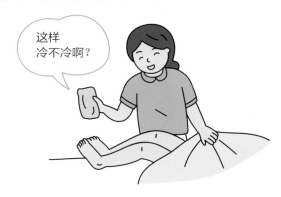

◎ 换位思考

学会换位思考，保有同理心。常常想："这个问题长者心里是怎么想的？"

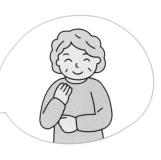

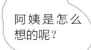

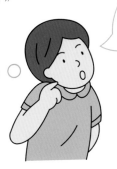

◎ 不压抑

转换思路

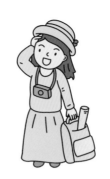

不要让照护工作成为生活的全部，适当找人替换，去短期旅行，放松自己，缓解压力。

与人交流倾诉

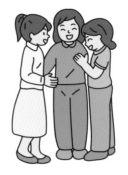

照护者要避免陷入孤独、生气、哀怨、压抑的心理状态，重视与亲朋好友的交流，得到支持和帮助。

专家疏导

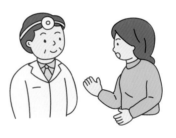

照护者一旦出现睡眠障碍、食欲减退、精神不振，甚至感觉"没意思"时，应尽快寻求心理医生和专家的帮助，进行心理疏导。

（二）照护者身体调适

◎ 协调好照护和生活节奏

协调好照护与生活，明白照护只是生活的一部分。

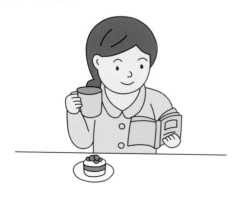

◎ 积极锻炼身体

积极地进行身体锻炼，如体操、广场舞、散步、快走等，定期进行健康体检，尤其要注意保护腰部。

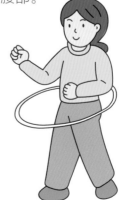

9

（三）学习省力照护技巧

照护时，学会利用人体力学的省力方法，不仅可以节省力气，更能有效地防止损伤尤其是腰痛，同时使被照护的人得到舒适、安全的照护。

◎ 人体省力原则的运用

扩大基底面

站立时两脚分开与肩同宽（两脚间为基底面），这样身体稳定。

降低重心

站立时两脚分开与肩同宽，两腿下蹲放低腰部（重心），身体更加稳定。

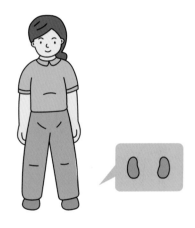
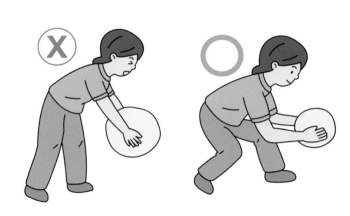

重心靠近

搬动物体时，将物体贴近身体（力矩小），这样做可以省力；移动长者时同样道理。

适时转移重心，减轻腰部负重

协助长者起身时，照护者要随移动动作调整身体重心，以减轻腰部负重。

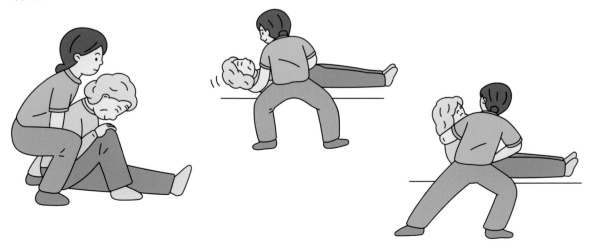

缩小接触面，减少摩擦

床上移动长者时，使长者身体与床的接触面尽可能地小，可减少阻力，易于移动。

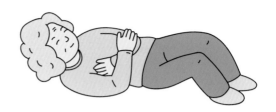

身体与腰同时转身，防止腰扭伤

转身时，身体要正面对着移动的方向，脚随身体同向移动，不要只扭转腰部。

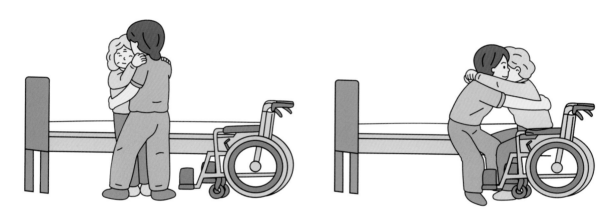

利用杠杆原理

将杠杆原理运用在照护动作上，加大支点与施力点之间的距离可省力，以减轻照护负担。

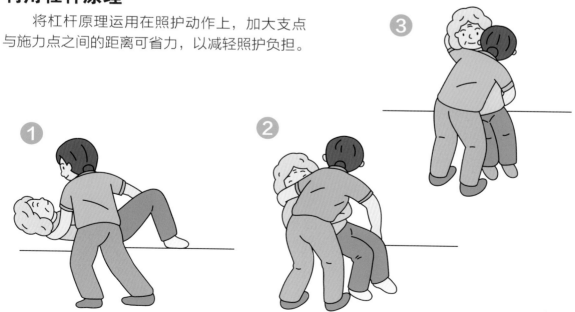

11

◎ 善于利用各种辅具

　　照护是非常耗费力气的劳动，如果总是凭借自身用力，身体会吃不消。在照护长者时，可以借助移位腰带、移位布、移位手套、移乘移位板，或是把手、扶手等，可以很好地节省力气。

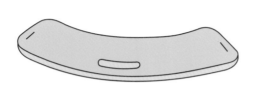

移乘移位板

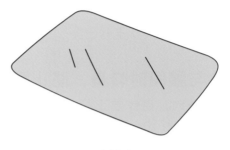

移位布

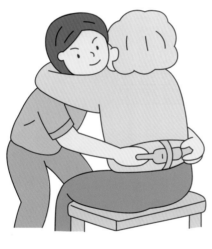

移位腰带

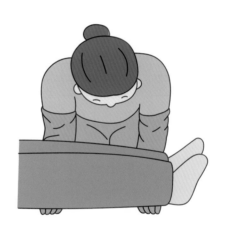

移位手套

◎ 善用自身保护具

　　照护者在照护时，特别是护理体重较大的长者时，自己可以使用一些保护用具（如护腰），可以有效地预防腰痛。

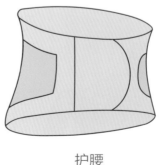

护腰

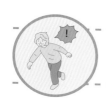 # 照护环境的适老化改造

◎ 安装扶手

浴室、马桶、走廊、楼梯等处墙上安装扶手。

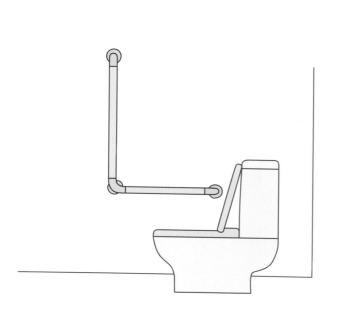

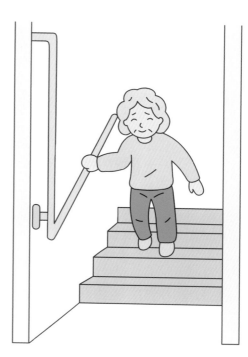

◎ 消除台阶

消除台阶、门槛等高度差。

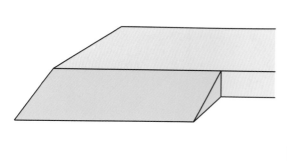

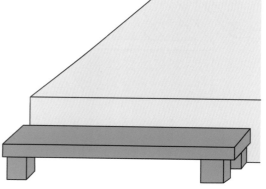

◎ 明亮的照明

保持室内光线明亮，特别是门厅、过道、楼梯等，夜间有地灯照明。

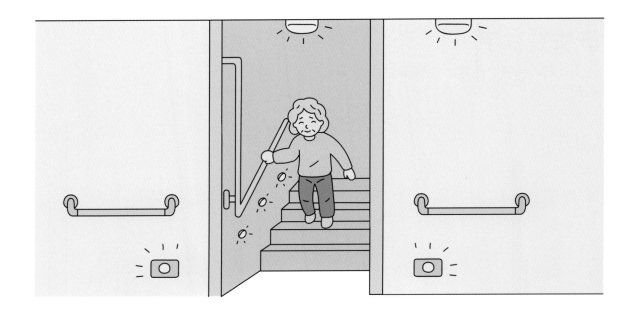

◎ 防滑

在浴室、浴缸、卫生间门口、楼梯等易滑倒的地方铺防滑垫。

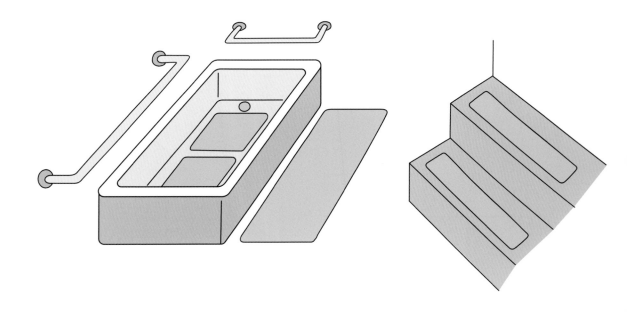

◎ 整理整齐

室内家具摆放整齐，整理地面障碍物如电线、杂物、书报等易绊倒长者的物品。

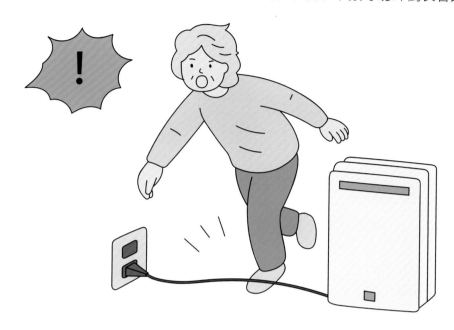

◎ 床的高度

降低床的高度，床和床垫的高度在 45 厘米左右（老人坐在床边两脚可以踩地的高度），可以有效地预防老人起床时摔倒。

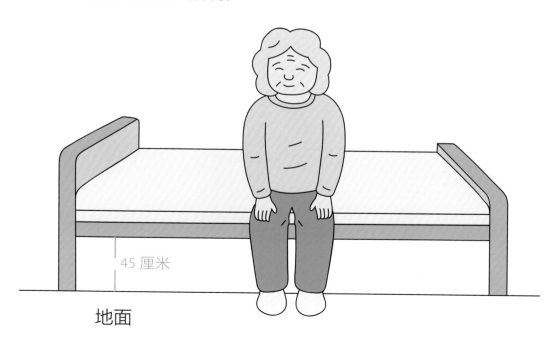

45 厘米

地面

第二章

礼仪沟通

　　一个人的言行举止直接反映其内在修养。在护理工作中保持良好的礼仪，不仅显示修养，亦可带给长者温暖和信任。

　　人际沟通是指人与人之间、人与群体之间思想与感情的传递和反馈的过程，以求思想达成一致和感情通畅。

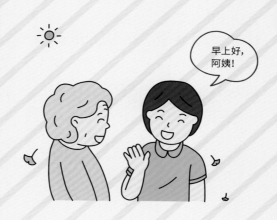

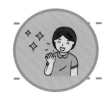 # 照护工作者入户礼仪

从事照护工作的养老护理人员应做到彬彬有礼、落落大方，尽量避免各种不礼貌、不文明言行。

（一）服务时应注意

◎ 着装

着工作服，保持整洁干净，大方得体；忌低胸、紧身、露腰、露腿的着装。

◎ 妆容

淡妆，干净清爽且不油腻；忌浓妆艳抹，忌用气味浓厚刺鼻的香水等。

◎ 礼貌用语

多用"您好""请""麻烦您""多关照"等用语。

如：您好！我是护理员×××，今天来为长者服务，请开门；请问可以进来吗？

◎ 面部表情

保持微笑，给人亲切感受；忌不耐烦、冷淡、不屑等表情。

（二）入户步骤

1 到达客户门口。
核对地址无误后，敲门并自报家门。

💬 您好！我是护理员×××，来为长者服务的，请开门。

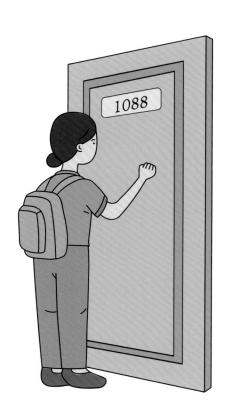

② 问好并再次自我介绍，解释此次前来的目的，双手递名片或工作牌。

💬 您好！我是 ×××，来为长者服务的，这是我的工牌，请问我可以进来吗？

💬 请进！（家属）

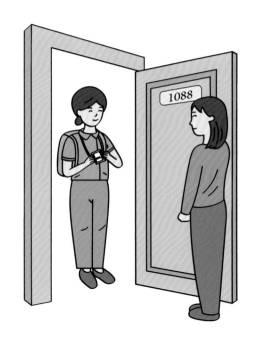

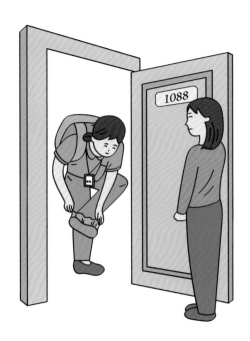

③ 穿戴鞋套并致谢。

💬 好的，我先穿个鞋套。

④ 随身背包放于进门处，扫码打卡。

💬 请问我可以把包放这里吗？

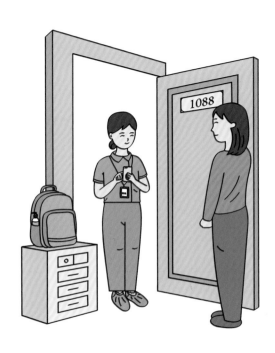

5 穿鞋套进门后：洗净双手。

💬 请稍等，我洗净手再为长者服务。

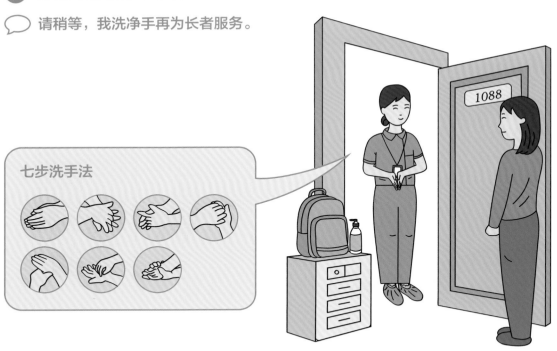

七步洗手法

6 评估长者：进入卧室，首先自我介绍，与长者沟通并解释操作，取得配合。

💬 阿姨，您好！我是护理员 ×××，来为您服务的。您睡得好吗？有没有哪里不舒服？

您睡得好吗？有没有哪里不舒服？

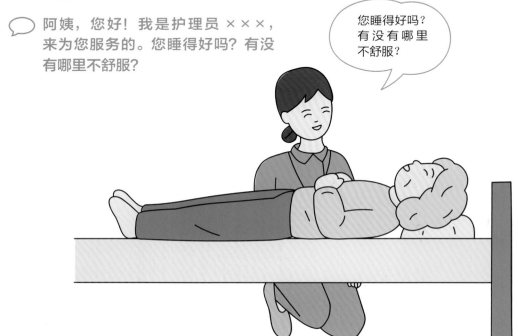

7 评估长者全身情况、意识状态、肢体活动能力、自主排泄的能力等，查看全身皮肤情况，检查如有无破损、压疮、感染等。

💬 阿姨，要我帮您起床啊？
好的，请握住我的手，再抬抬腿，我们准备起床喽。

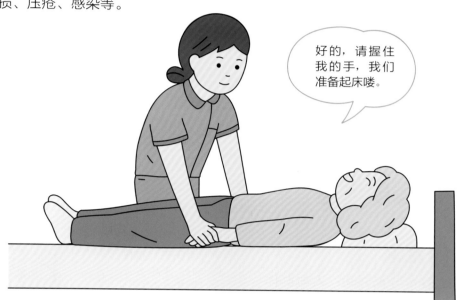

好的，请握住我的手，我们准备起床喽。

8 服务结束后：客户或家属签写服务确认单后，向他们表达谢意，感谢其配合工作；约定好下次上门服务时间，如有变动，需提前告知。

💬 阿姨，今天的服务做好了，您对我的服务还满意吗？满意的话请给我签个字啊，谢谢！

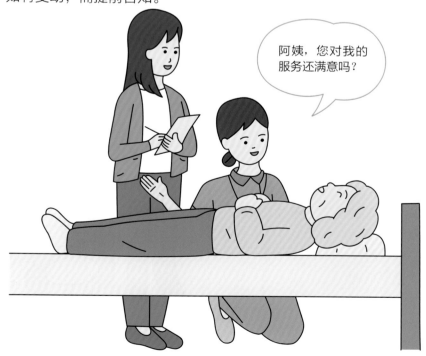

阿姨，您对我的服务还满意吗？

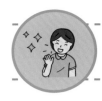 # 居家养老照护沟通技巧

在照护长者时，如何与长者沟通交流？怎么说话能使长者听清楚弄明白？

要想与长者融洽地沟通交流，照护者首先要抱着尊重长者和换位思考的心态，善于运用沟通技巧，多听长者诉说，细思长者心意，然后与长者娓娓道说。尊重长者的想法，照护才能顺利地进行。

（一）什么是沟通

◎ 沟通的定义

沟通就是指人与人之间、人与群体之间的信息传递和交流；是交流意见、观点、情感的过程。

有效沟通是指在恰当的时机、适宜的场合、用得体的方式表达思想和感情，被对方正确理解和执行并积极反馈的过程。

◎ 沟通的本质

人际沟通的本质是换位思考与同理心。始终站在对方角度考虑问题，体谅对方的处境，关注对方的需求与不便，设身处地为对方考虑。

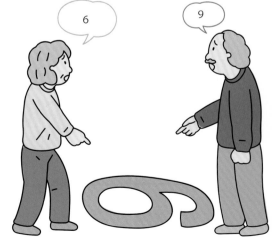

今天天气真是好，下午去公园走一走吧！

真是个好主意！

交换位置看看是几？

（二）沟通的方式

沟通分为语言沟通和非语言沟通两大类。

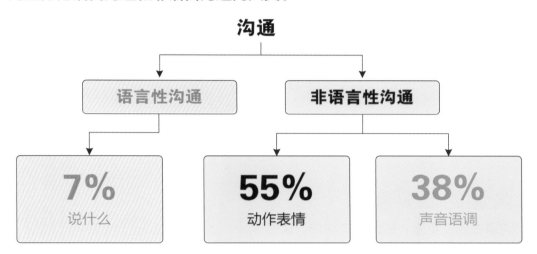

◎ 语言沟通方式

通过"言词"传递自己的情感、想法等信息；利用文字或文章以"书写"的方式传递信息。代表性的语言沟通包括口语、手语、书面语（文章、笔记、文件）与盲文等。

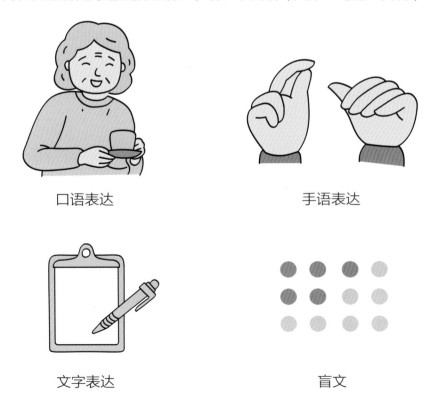

口语表达   手语表达

文字表达   盲文

◎ 非语言沟通方式

以语气语调、面部表情、身体姿势、目光接触、身体距离等语言以外的沟通手段，替代语言发挥传递信息的作用。

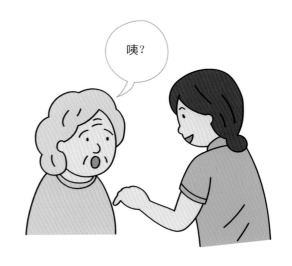

◎ 沟通的三要素

沟通中的三要素：包含表情动作、语音语调、说话的内容。

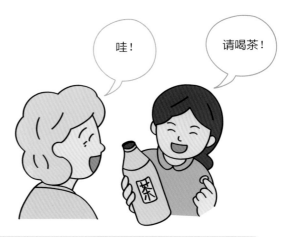

（三）日常沟通的技巧

◎ 态度

保持微笑，与长者面对面交流，目光在同一平面上。讲话语速要慢，给长者充分的时间去反应。

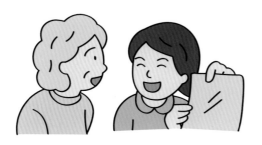

◎ 共情

把自己放在长者的位置上，去领悟长者可能的想法和感受，认真倾听。用直觉去思考长者在说什么或感受如何。

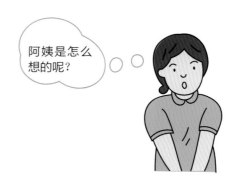

◎ 理解

　　了解长者的生活习惯、性格特点、喜好与忌讳。便于沟通中更好地理解长者的表达与行为，必要时通过重复长者的话肯定他，通过倾听理解长者的意思。

◎ 赞同

　　理解长者信息背后所表达的思想和情感，及时给予肯定和赞扬，不要直接地表达反对意见或争辩。

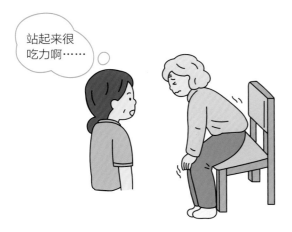

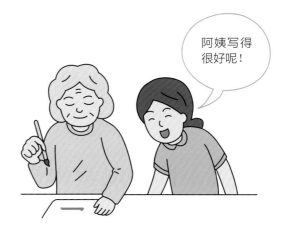

（四）和长者沟通的三个步骤

同理心倾听、思考、清晰表达。通俗地来讲即：听、想、说。

◎ 听

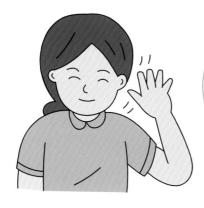

听懂说者意，
理解说者心，
倾听是比说话更有力量
的无声的语言。

◎ 距离

　　保持适当的距离，既让对方感到亲近，又不会造成心理压力。

◎ 噪声

　　如汽车喇叭声、电话铃声、门窗开关撞击声及与沟通无关的谈笑声等嘈杂环境影响沟通，应适时消除干扰因素。

◎ 想

站在对方的角度考虑问题，从他人的实际情况出发，理解他人，采用合理的方式处理事情。

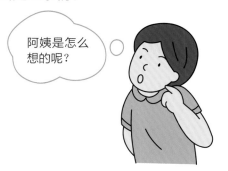

◎ 说

想好了再说，做到"四个知道"：知道说什么、知道什么时候说、知道对谁说、知道怎么说。

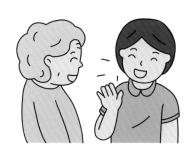

（五）照护时具体做法

◎ 见面打招呼

被人问候是令人非常高兴的事情，可使长者保持愉悦的心情。

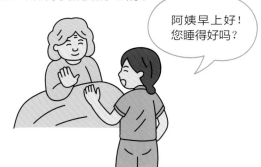

◎ 开口微微笑

眼神笑、心笑、嘴角上翘。发自内心真切的微笑能够消除与长者之间的陌生感，拉近彼此的距离，给人亲切自然的感觉。

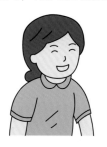

◎ 目光含关切

与长者说话时，应在对面的位置保持目光在同一高度，用关切的目光注视长者。

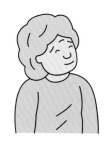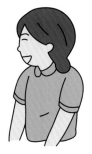

◎ 耐心听想法

听长者说话时，不催促或随意打断，不轻易插话，避免有不耐烦或不屑的表情。

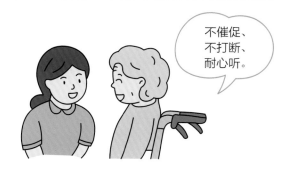

◎ 慢慢说清楚

与长者说话放慢语速，音量适中，吐字清晰。

◎ 维护自尊心

不否定、不责备长者，给长者鼓励，维护长者自尊。

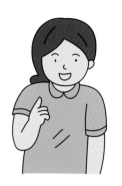

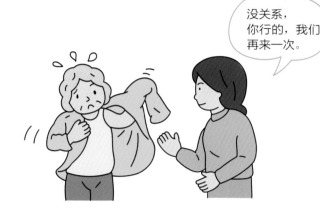

没关系，你行的，我们再来一次。

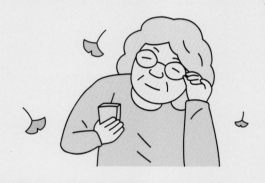

照护长者及与长者相处的注意事项

❶ 永远站在长者的角度考虑，理解长者的心理感受与难处。

❷ 照护者应了解长者，哪些是其做得到与做不到的事情，在确保安全的情况下，可以适当锻炼长者自理能力。

❸ 做任何操作时，照护者应提前和长者沟通接下来要进行的内容、原因及具体如何配合，让长者有心理准备。

❹ 操作时照护者应耐心出声提示，用简单易懂的话说明，语气温和，不慌不忙。必要时可用肢体语言等辅助方法提示。

❺ 操作中可适当用触摸的方法表达对长者的关爱与保护。最易被接受的部位是手，不适合触摸的部位是头部。也可尝试适当接受长者抚摸（我们的头发或手臂）来表达的谢意。

第三章

照护基础知识

人的身体随着年龄的增长会出现老化，除了白发、皱纹、斑点、驼背这些肉眼可见的外在变化之外，身体免疫功能降低而变得容易生病；同时心理也会发生变化，如依赖心增强、无力感、不安、孤独感……充分了解长者的生理和心理变化，才能为长者提供高品质的照护服务。

照护长者是一项繁重的劳动，照护者在照护的过程中要学会自我保护，正确运用节力的方法预防身体受伤。

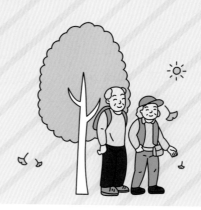

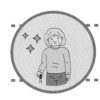

长者的生理、心理特点

（一）长者的身体变化

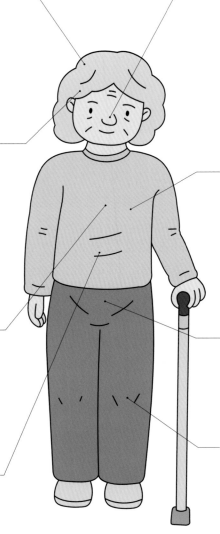

● **神经系统表现**
· 容易发生脑萎缩、认知功能障碍等。
· 记忆功能减退、注意力不集中、反应迟钝等。

● **外观改变**
毛发变化： 出现毛发发白等。
皮肤变化： 皮肤弹性减退、松弛，出现皱纹、老年斑等。
形体变化： 脊柱弯曲、身高变矮等。

● **呼吸系统表现**
· 吞咽功能失调，易呛咳。
· 容易发生呼吸道感染及呼吸困难。

● **消化系统表现**
· 易发生口腔感染和损伤、说话不畅及吞咽困难等。
· 食管反流，易发生误吸。
· 容易消化不良、便秘等。

● **感官改变**
眼睛： 视力下降、白内障等。
耳朵： 听力下降衰退、重听、失听。
口鼻： 嗅觉、味觉下降，对气味及咸淡失去正确判断，导致口味偏重等。
皮肤触觉下降： 对冷、热、痛觉不敏感，容易发生烫伤等。

● **循环系统表现**
· 冠状动脉及脑血管老化，容易发生冠心病和脑血管意外等。
· 血管的老化容易引起高血压、脉管炎等疾病，从而诱发其他各系统的慢性疾病。

● **泌尿系统表现**
易发生尿频、尿失禁，男性或因前列腺肥大致排尿困难。

● **运动系统表现**
骨骼： 骨质流失容易发生骨质疏松，甚至骨折等。
关节： 关节退行性变化，活动不灵活，严重者可出现行动困难。
肌肉： 肌纤维萎缩、弹性下降，容易出现疲劳、腰酸腿痛、动作迟缓、笨拙。

（二）长者常见的心理特点和性格变化

◎ 长者常见心理特点

创新性较低

长者会有固有思维，常按经验与阅历做事，给护理带来难度。

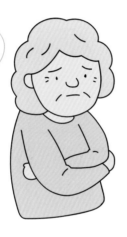

我以前都是这么做的。

内心不安

长者因身体功能衰退和环境变化，内心会有忐忑不安感。

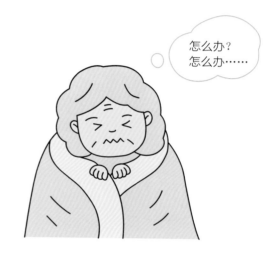

怎么办？
怎么办……

无力与受挫感

长者因日渐衰老造成体力衰退、疾病缠身，想要克服因此带来的困难但是无能为力，会有强烈的挫败感。

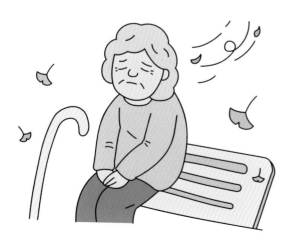

距离感

长者因行动范围受限、社会功能减退，无法更好地参加家庭及社会的一些活动，会感到与家庭和社会日渐疏远。

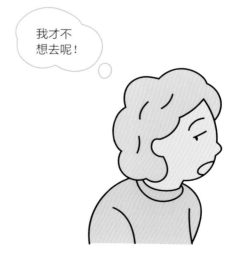

我才不想去呢！

◎ 长者常见性格变化

部分长者因无法很好地调整适应老年期和失能带来的一系列身体和生活的变化，常导致性格发生改变，主要表现为性格暴躁、偏执、封闭、忧郁、强迫行为等。

暴躁

有的长者常凡事斤斤计较，因较小的事情或疾病原因表现为情绪易激动、易怒，经常发脾气。

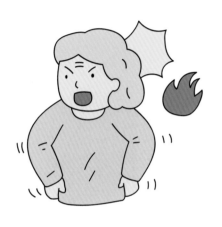

偏执

长者以猜疑和偏执为特点，对挫折和拒绝过分敏感，容易记仇。性格好斗，容易与他人发生争辩，固执地追求不合理的权利。

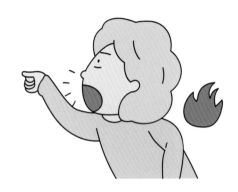

封闭

长者孤僻，沉默寡言，有的有些倔强，不太愿意与人沟通交流，活在自己的世界里，外界的事物对他影响比较小。

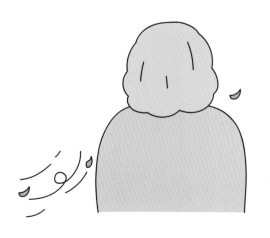

忧郁

长者胆小、考虑问题消极，遇事容易往坏处去想。好生闷气，不轻易表达负性情绪，不会拒绝别人，无视或牺牲自己的需求、容易后悔和自责。

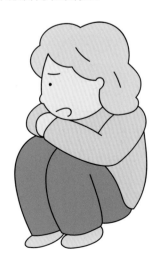

（三）关于"老年综合征"

"老年综合征"指的是长者因生理或疾病等多种原因造成的多种症状。**常见的有易跌倒、认知障碍、卧床不起、压力性损伤、误咽或噎食、大小便失禁、营养不良、失眠、抑郁、下肢无力、药物乱用等。**

这些症状表现不一定是病，也不一定立即有生命危险，往往是生命老化的自然现象。

对于"老年综合征"，要采取必要的预防措施，通过肌肉训练、适量运动、合理膳食、预防认知症、保持口腔卫生、保持良好心态、作息规律等，提高长者的生活和生命质量。

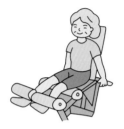 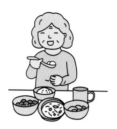 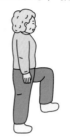 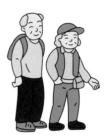

肌肉训练　　　　　合理膳食　　　　　适量运动　　　　　良好心态

（四）长者罹患疾病的特点

◎ 一体多病

长者由于身体功能的全面衰退，罹患疾病的表现是**多种疾病一起来，而不是单一患上某种病**。所以，要综合辩证地观察长者身体整体的变化，不可头痛医头地进行单一的症状处理。

◎ 与病共存

长者的身体恢复功能比较差，有些疾病病程反复或久治不愈，或无法根治而与病共存。

◎ 多重用药风险突出

为了治疗多种疾病，需同时服用多种不同药物，这些药物叠加可能会加重身体受损，出现意想不到的危险后果。

◎ 同种疾病不同表现

长者即使罹患同一种疾病，不同长者因身体状况不同，所表现的症状也存在着很大的差异，所以不可一概而论，照护要因人而异。

◎ 疾病表现不典型

由于长者机体反应低下，多数老年病的症状和体征表现不典型，容易造成忽视或漏诊。

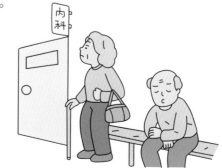

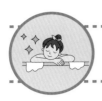# 照护者的自我照护

　　照护长者是一项繁重的劳动，长者一旦开始需要照护，常常是日复一日，会使得照护者感到身心疲惫不堪，甚至出现身体或心理的各种问题。所以，照护者在照护的过程中要学会自我保护，善于调节情绪和解除压力，预防身体受伤，正确运用节力照护。

（一）调节情绪和解除压力

◎ 调整心态，预防压力伤害

　　日复一日的照护生活，会给照护者带来很大的生理、心理压力，若不想自己被压垮，就要懂得消解压力。聚餐、逛街购物、运动、唱歌等，都是能够转换心情、消除压力的有效方式。照护者可根据个人的喜好找到自己的解压方法。

与朋友聚餐聊天

　　利用休息或喘息照护服务（把专业照护人员请到家里，或把老人暂时送到机构照看），给自己放个假，约三五好友聚聚餐、聊聊天，释放心中的压抑，增添快乐的心情。

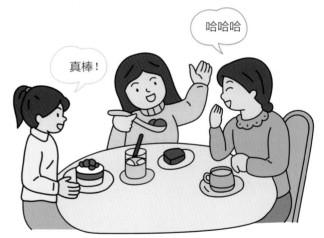

发挥自己的兴趣爱好

　　休息时间根据自己的兴趣爱好，全身心地投入其中，可以达到舒缓压力和抗压的目的。

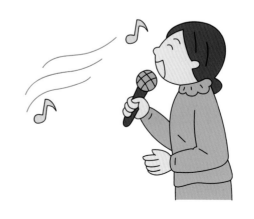

定期放松身体

人体一旦颈肩腰腿痛，就容易疲劳，有必要进行身体放松，如 SPA、身体按摩等是消除身体僵硬酸痛的好方法。

享受沐浴带来的身体放松

沐浴能促进全身血液循环，舒缓肌肉紧张，起到放松身心的作用。沐浴时如果加入香氛，还有芳香治疗的效果。

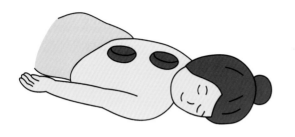

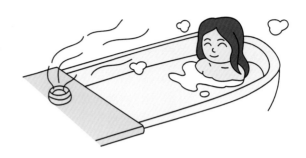

◎ 尽量保持规律的生活，纾解压力

照护长者的工作，通常会打乱照护者自己的生活作息规律，导致疲劳挥之不去，健康每况愈下，所以照护者要尽量保持规律的生活。

每天保持在同一时间起床

休息日的早晨也要与照护时一样，在同样的时间起床，然后沐浴在晨光下，有助于设定体内的生物钟。

适度运动，活络筋骨

利用健走等适度运动，促进身体新陈代谢，消除疲劳，纾解压力。

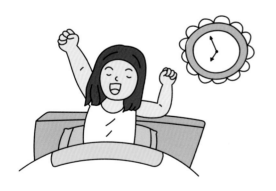

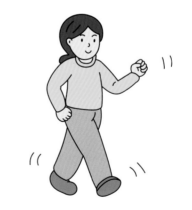

短时间的午睡有助于消除疲劳

在长者午休时间，照护者进行短时间的午睡（不超过 30 分钟），可以消除疲劳。

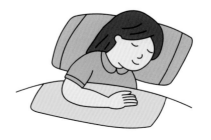

◎ 摄取能抗压的营养食物，抵抗压力

身体感受到压力时，会自然产生防卫反应，从而大量消耗某些营养素以消除体内的压力。必须在三餐饮食中积极摄取富含这些营养素的食物，以补充不足。

营养素	作用	富含该类营养素的食物
维生素 B_1	活化因为压力而受到抑制的脑内物质代谢	猪肉、肝脏、鳗鱼、柴鱼片、糙米、黄绿色蔬菜等
维生素 C	有助合成抗压力的肾上腺皮质激素	花菜、菠菜、青椒、莲藕、柑橘类等
蛋白质	合成肾上腺皮质激素时所需的来源	肉类、鱼类、贝类、蛋类、乳制品、大豆等
钙、镁	钙可以抑制神经兴奋、稳定情绪，镁则有助于钙质吸收	钙：牛奶、乳制品、鱼、海藻类等 镁：坚果类、纳豆等

◎ 营造好品质睡眠，消除疲劳

高质量的睡眠是消除疲劳最有效的良方。个体的睡眠时间因人而异，只要醒来的时候感到神清气爽，就是高质量的睡眠。

就寝前关房间大灯

就寝前保持光线温暖、房间安静，睡前看几页书或听舒缓、助睡眠的音乐。

泡温水澡

泡温水澡也是有效放松身心、提高睡眠质量的好方法。

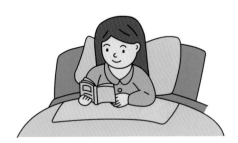

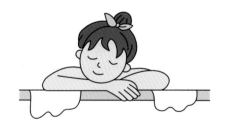

睡前避免喝浓茶和咖啡等刺激性饮品，避免吸烟

浓茶、咖啡、香烟等会刺激神经，睡前 4 小时应避免使用。

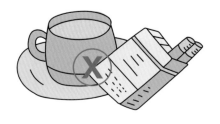

（二）预防肌肉拉伤及腰扭伤

照护者在工作间隙或休息时间可进行适量运动，锻炼肌肉，预防骨钙丢失，增加机体平衡、反应灵活度。

◎ 伸展肩颈

双脚打开与肩同宽，两手臂向后高举过头。一手抓住另一手的手肘，向侧面加压。

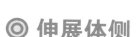

◎ 伸展体侧

双脚打开与肩同宽，两手十指相扣、反掌、手心向上，手臂向上打直。手心面向右侧，身体也像右侧弯曲。动作停留5秒，换一边，可重复同样动作。

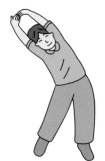

◎ 伸展手臂

双脚打开与肩同宽，两手十指相扣、反掌、手心向外，手臂向前打直。动作停留5秒，打直的手臂慢慢收回胸前。

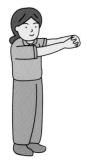

◎ 伸展大腿后侧

双脚打开与肩同宽，上半身缓缓向前弯；双手触碰到脚踝以后，动作停留5秒，恢复直立位。

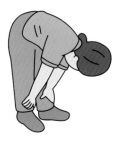

◎ 伸展腰部

1 仰躺，双手十指相扣，枕在脑后；左腿跨在右腿上，双腿交叠。

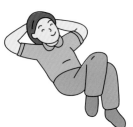

2 把交叠的双腿缓缓倒向左侧，贴地5秒。换一边，重复同样动作。（以上做数回）

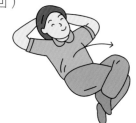

◎ 桥式运动

仰躺在床上，双膝弯曲 90 度。缓缓拱起腰部，直到与腹部、大腿成一直线。动作停留 3~5 秒，再缓缓恢复原来姿势。(以上重复 3~5 回)

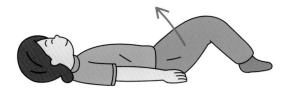 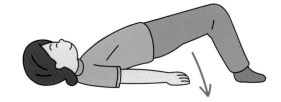

◎ 健走

健走是最简单的运动之一，不过健走可不是漫不经心的随便晃晃，必须以正确的姿势，迈开步伐去走。一般人如果走太快又走太久，身体必定吃不消，每周 3 天、每天 20 分钟左右就足够。

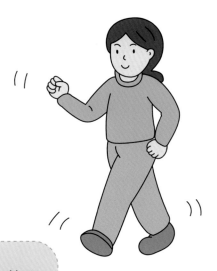

! 请注意

健走的速度只要比平时走路的速度稍快就可以，走到微出汗的程度刚刚好。要注意的是，健走前后记得都要补充水分。

◎ 保护腰部

寒冷容易引起腰部肌肉痉挛和不适，导致腰痛，照护者应注意腰部保暖。

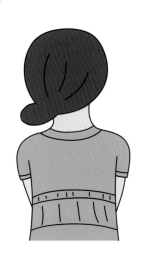

（三）运用好照护基本技巧

◎ 扩大站立支撑面，降低身体重心

尽量扩大身体支撑的底面积，使身体稳定

身体支撑的底面积，就是指支撑身体的基底部面积。例如人在站立时，双脚之间所占据的面积就是支撑的底面积。

◎ 双脚平常站立（底面积较小）。

◎ 双脚分开站立（底面积扩大）。
两脚分开，支撑底面积增大，身体相对稳定。

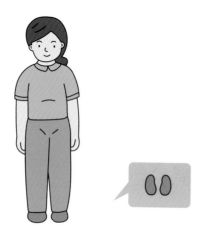

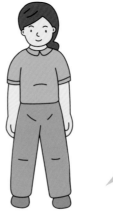

降低身体重心，使身体稳定

人在站立的时候，重心大致在人体的腰部，重心放低后，人体相对稳定。

◎ 普通的站立状态（重心高）。
重心高，若从侧面用力推，身体容易倾倒。

◎ 两脚分开，腰部放低站立（重心低）。
两脚间支撑面扩大，同时放低重心，故从侧面推也不容易推倒。

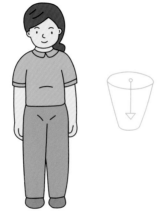

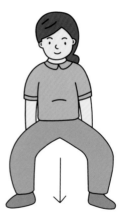

◎ 充分利用杠杆原理进行节力照护

　　将杠杆原理运用在照护动作上，可以减轻照护者的负担。杠杆原理中，当支点与施力点之间的距离短则费力，当支点与施力点之间的距离长则省力。

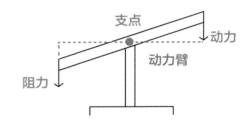

协助翻身时的节力照护

◎ 膝盖低费力

　　长者膝盖屈曲不够高时，支点与施力点之间的距离短，必须用力将长者的身体往一侧拉起。

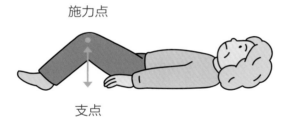

◎ 膝盖高省力

　　将长者膝盖屈曲抬高，支点与施力点之间的距离拉长，不费力就可以将长者身体向一侧拉起。

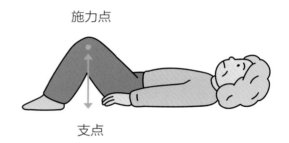

搬动时尽可能贴近长者身体

　　协助长者坐起、站立、移位等照护过程中，常常必须去支撑或抬高其身体，此时照护者要尽量贴近长者身体，就可以轻松抬起。

　　照护者与长者之间的距离拉大，必须耗费更大的力气。

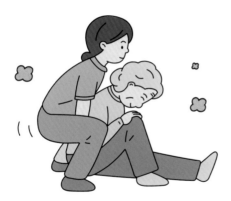

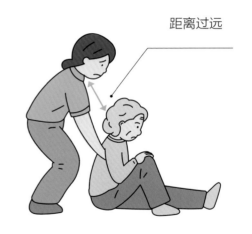

◎ 缩小身体接触面，减少摩擦力

长者手脚交叠，缩小身体与床的接触面积

◎ 长者四肢向身体外侧伸展，身体与床接触面积大，重量分散，进行翻身等照护时需要花费更多力气。

◎ 使长者屈肘抱胸，屈膝或双腿交叠，缩小身体与床的接触面。同时身体重量集中，易于翻身和搬动。

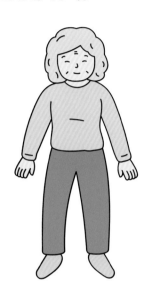

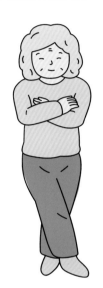

减少与床面的摩擦力

利用并正确使用辅具进行移动和搬运，如滑移布、滑移板、简易床单法等。

◎ 使用移位手套移动。

◎ 使用滑移布移位。

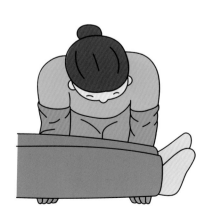

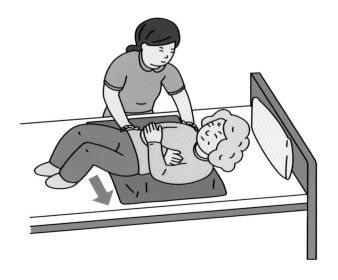

（四）预防胃肠炎

◎ 养成良好的卫生习惯

照护者要注意个人卫生，护理操作前后、进行清洁工作后、接触食物前均需洗手，以预防胃肠道感染。

七步洗手法

步骤一	步骤二	步骤三	步骤四	步骤五	步骤六	步骤七

内：手心　外：手背　夹：指缝　弓：指背　大：拇指　立：指尖　腕：手腕

用洗手液或肥皂，每步搓洗至少 5 秒，再清水冲洗擦干

◎ 注意食品安全

食材选料新鲜、干净。不吃隔夜变味的饭菜，不食用过期变质、无标签的食品或无卫生保障的生冷食品，不喝生水，食用瓜果时要洗净。

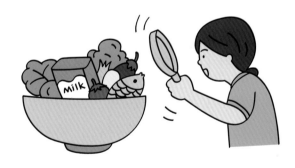

◎ 注意饮食规律

坚持一日三餐规律进食，不暴饮暴食，不长时间空腹，避免胃黏膜损伤导致胃肠炎。

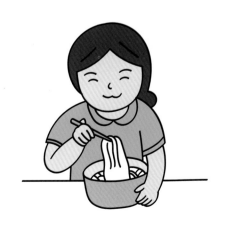

（五）预防呼吸道传染病

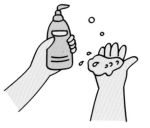

勤洗手

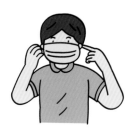

戴口罩

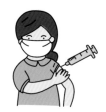

接种疫苗

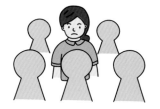

不聚集

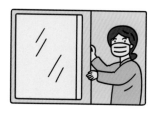

勤通风

（六）做好交通安全防护

过马路走人行横道线；行走时，先看左，后看右。

骑行非机动车，注意交通规则，戴好安全头盔。

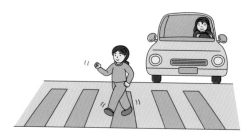

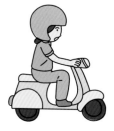

雨天骑行，减慢车速，注意穿戴雨衣，不能骑车打伞。

不闯红灯、不闯禁行、不逆向行驶、不上高架桥、不走机动车道、不在骑行时使用手机、不上快速路主路、不骑车载人（12岁以下除外）。

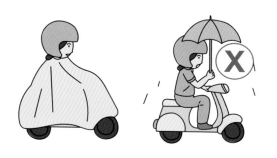

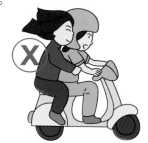

第四章

清洁照护篇

　　保持身体的清洁，可以让长者身心舒畅，对于长者的身心健康有着重要的促进作用。

　　对照护者来说，为长者清洁时要特别注意防止烫伤和滑倒，本篇为照护者提供了诸多照护要领。

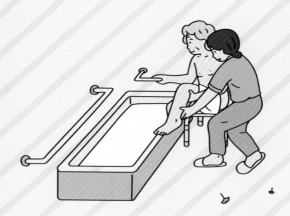

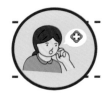 # 清洁照护时需注意的要点

保持身体清洁，对于长者的身心健康有重要的促进作用。

帮助长者去除头面部及身体皮肤表面的汗渍、油渍，使长者身体清洁和舒适，感到心情愉悦；保护了长者的自信心和尊严。

促进头皮及全身皮肤的血液循环，促进皮肤的新陈代谢，预防皮肤感染和皮肤压力性损伤。

◎ 评估长者

评估长者身体情况，选择适合的清洁方法，如淋浴、局部清洗、床上擦浴等保持清洁；观察皮肤有无皮疹、湿疹、伤口、皮肤压力性损伤等。

◎ 操作力度

长者皮肤干燥、弹性差，照护操作时应动作轻柔，擦洗搓揉力量适中，避免造成皮肤发红或破损。

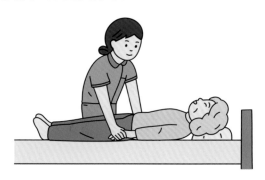

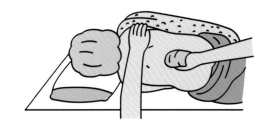

◎ 室温调节

室内温度和浴室温度调节在 22～26℃为宜。冬天关门窗、开空调。

◎ 水温调节

根据季节和长者的热敏感度调节水温，避免烫伤或受凉；一般沐浴水温在 36～40℃，温水擦浴水温在 50～52℃，其余清洁护理的水温在 40～45℃。

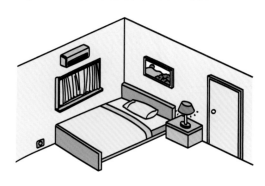

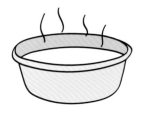

◎ 双试温

在为长者清洁前，照护者应先用手腕内侧试水温，感觉水温合适再让长者试，以避免烫伤。

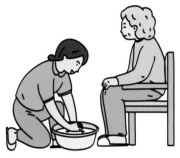 →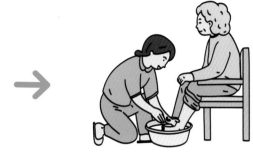

◎ 观察反应

清洁过程中注意观察长者情况，不要勉强一次擦拭全身，可分次进行。如有不适或出现异常，立即停止操作，让长者平卧，观察长者有无缓解（护理工作者应及时告知家属）；必要时呼叫"120"急救。

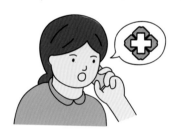

◎ 安全防护

在浴室淋浴或浴缸洗浴时，放置浴椅和防滑垫做好防护，防止跌倒；床上擦浴翻身时，防止坠床等意外事件的发生。

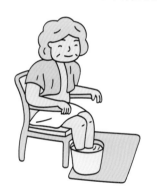

◎ 洗浴时间

洗浴时间控制在半小时以内。淋浴10～20分钟即可。浴缸入浴时间10～15分钟、泡澡时间5分钟为宜。以防引起长者不适。

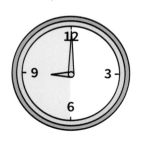

◎ 护肤润肤

清洗后及时涂抹护肤乳或身体乳，给皮肤保湿，避免皮肤干燥导致老年性皮肤瘙痒；频繁过度清洗会使皮肤脱脂，也会致皮肤瘙痒，应避免。

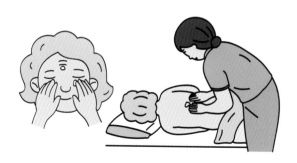

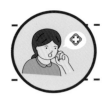

清洁照护的操作

（一）面部清洁

◎ 物品准备

备齐物品携至长者房间，置于床旁椅或床头柜上，盆内倒热水 2/3 满，测试水温（40 ~ 45℃）。

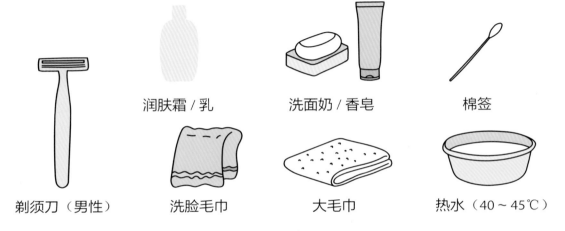

剃须刀（男性）　　　润肤霜 / 乳　　　洗面奶 / 香皂　　　棉签

洗脸毛巾　　　大毛巾　　　热水（40 ~ 45℃）

◎ 安置体位

❶ 摇高床头或让长者靠坐在床头，身后垫枕头，保持舒适体位，将大毛巾置于长者枕头上。

❷ 将毛巾浸湿，挤半干后以包手法缠在手上。

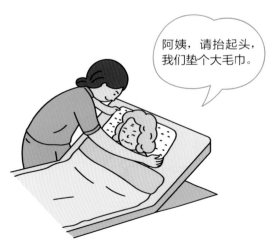

阿姨，请抬起头，我们垫个大毛巾。

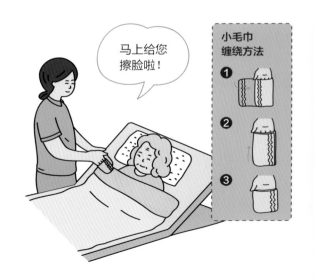

马上给您擦脸啦！

小毛巾缠绕方法
❶
❷
❸

◎ 擦洗脸部

1 开始擦洗，一手扶托长者头顶部，一手擦洗。

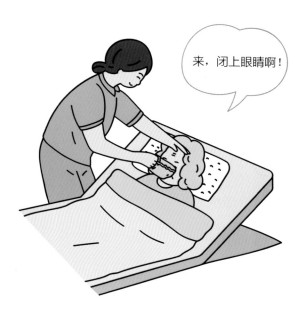

来，闭上眼睛啊！

2 顺序：先擦洗双眼，由内眼角向外眼角擦拭，然后按顺序擦洗一侧额部、鼻翼、人中、颊部、耳后、下颌直至颈部，同法擦洗另一侧；视情况使用洗面奶或洗面皂，用清水洗净擦干。

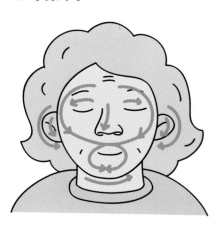

3 用湿棉签清洁鼻腔。

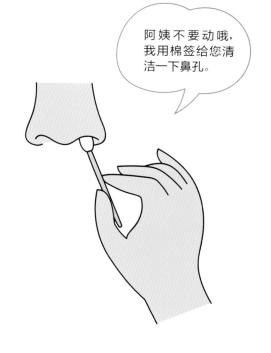

阿姨不要动哦，我用棉签给您清洁一下鼻孔。

4 涂润肤霜，按顺序从额部往下向鼻翼、面部、颈部涂抹均匀。

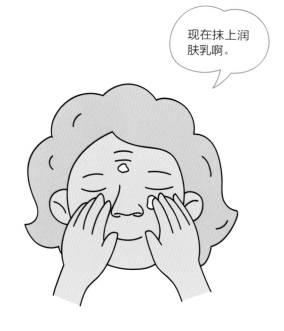

现在抹上润肤乳啊。

（二）口腔清洁——协助刷牙

◎ 物品准备

备齐物品携至长者房间，置于床旁椅或床头柜上。

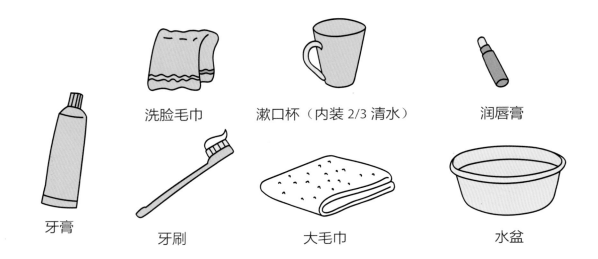

	洗脸毛巾	漱口杯（内装 2/3 清水）	润唇膏
牙膏	牙刷	大毛巾	水盆

◎ 开始刷牙

1 备齐物品至床旁，若长者坐在床上时，将小桌子置于床上，再将一次性护理垫、毛巾、脸盆放在长者面前。在牙刷上挤好牙膏，将水杯和牙刷递给长者。

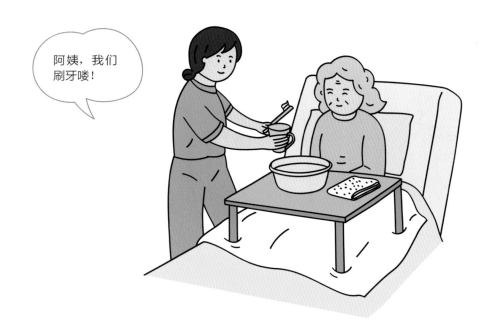

阿姨，我们刷牙喽！

② 开始刷牙：长者左手拿好水杯，右手拿好牙刷，漱口水吐在盆里。

来，右手拿好牙刷，试一下漱口水温度。

将漱口水吐到脸盆里，开始刷牙哦。

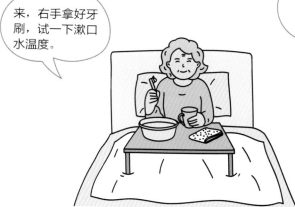

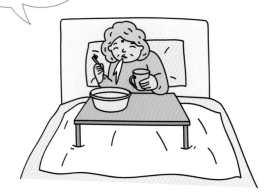

◎ 刷牙顺序和方法

① 先刷牙齿外侧面，上牙从上向下刷。下牙从下向上刷。

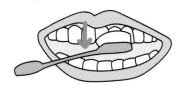

② 刷牙齿的内侧面，方法上牙从上向下刷，下牙从下向上刷。

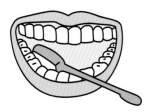

③ 刷咬合面，可以来回刷或转圈刷。

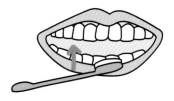

④ 用刮舌器或球状刷刷舌面，刷牙时间不少于 3 分钟。

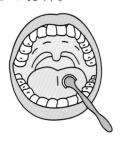

⑤ 刷牙结束，用毛巾擦净口角，涂抹润唇膏。

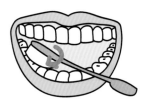

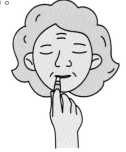

（三）口腔清洁——棉棒 / 海绵棒法

◎ **物品准备**（备齐用物至床旁）

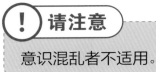

! **请注意**

意识混乱者不适用。

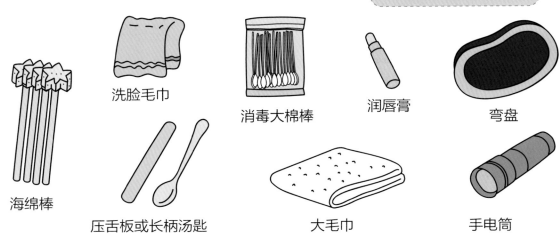

海绵棒

洗脸毛巾

消毒大棉棒

润唇膏

弯盘

压舌板或长柄汤匙

大毛巾

手电筒

◎ **清洁步骤**

1 抬高床头，使长者头偏向一侧，将一次性护理垫铺在长者颌下，以保护枕头和被头，弯盘放在口角边。

2 清点棉棒数量，转紧棒头棉球。

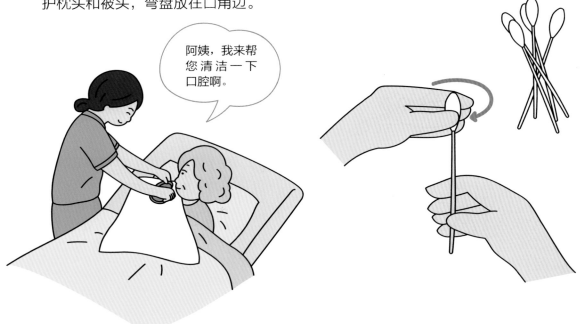

阿姨，我来帮您清洁一下口腔啊。

③ 湿润口唇：嘱长者张开嘴，或用压舌板轻轻撑开口唇和牙齿，用手电筒观察口腔黏膜有无溃疡、出血、感染、口臭等情况。

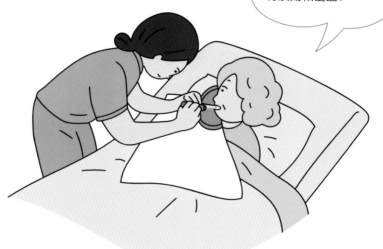

嘴巴张开，我先看看您口腔里的情况。喔，没有溃疡和出血。

我现在用棉棒给您擦拭，放心不会难受的。

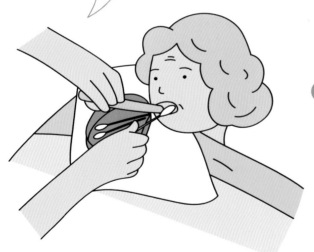

④ 擦洗方法：用压舌板轻轻撑开两侧颊部，用湿棉棒或海绵棒（不滴水）擦拭颊部。

⑤ 擦洗顺序：依次擦洗左右牙齿的外侧面→内侧面→咬拾面→颊部→舌面→上颚，擦拭一面换一根棉棒，每面擦洗至少 5 下。

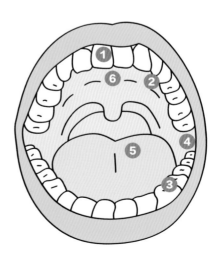

⑥ 擦洗完毕用毛巾擦净口角水痕，检查口腔清洁情况和有无棉球或海绵球遗留口腔内。

来，嘴巴张大，我看看擦干净了没？

⑦ 清点棉棒数量。

⑧ 根据口腔问题和医嘱涂药，最后涂抹润唇膏。

抹点润唇膏，阿姨现在感觉舒服了吧。

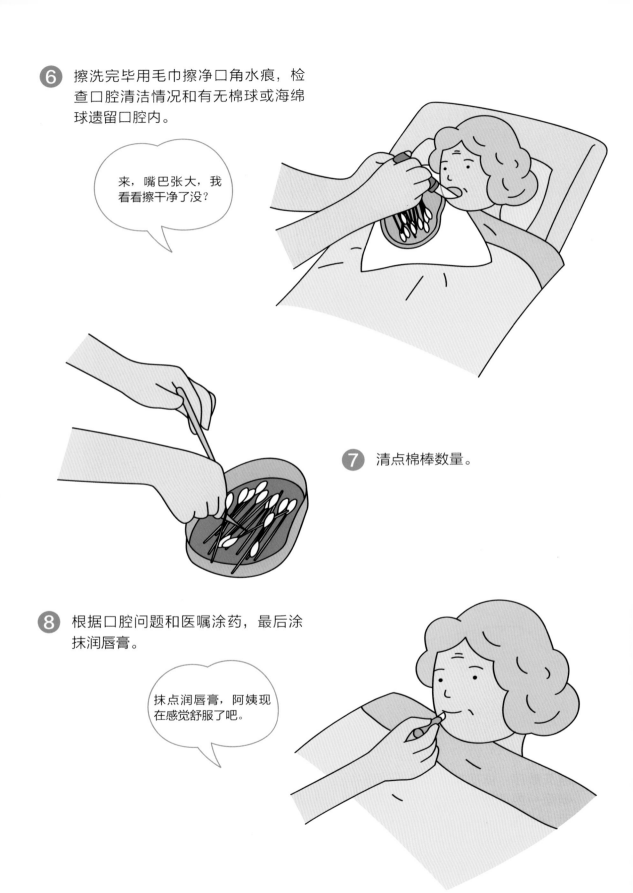

（四）义齿的摘戴和清洁

◎ 摘义齿

1 长者张口，一手垫纱布或戴手套轻轻拉动义齿基托，将义齿取下。上牙轻轻向外下方拉动，下牙轻轻向外上方拉动。

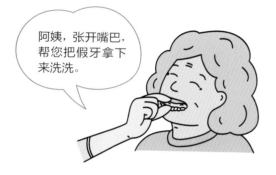

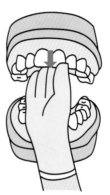

2 清洁保养：义齿取下后在自来水下用牙刷刷去食物残渣。

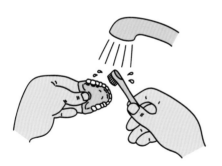

3 冲洗干净后将其放在清洁冷水或稀释的义齿清洁液中浸泡存放。

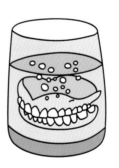

◎ 戴义齿

1 将盛装义齿的水杯在流动自来水下冲洗，放于长者床头柜上。嘱长者张口，一手垫纱布或戴手套取义齿，轻轻上推义齿基托，将义齿戴上。

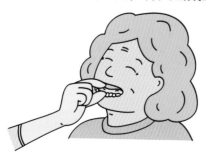

2 叮嘱长者上下齿轻轻咬合数次，使义齿与牙龈组织完全吻合。

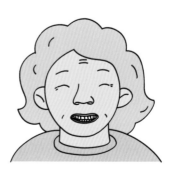

（五）床上洗发

◎ 物品准备

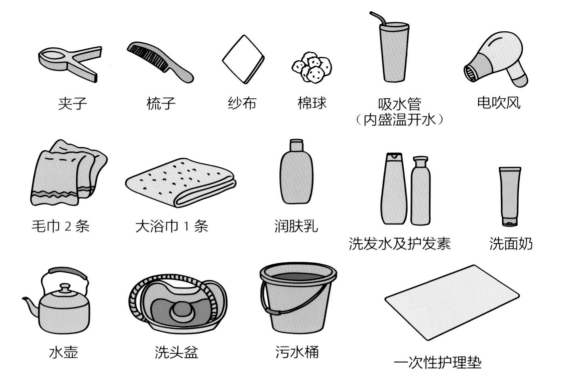

夹子　　梳子　　纱布　　棉球　　吸水管（内盛温开水）　　电吹风

毛巾 2 条　　大浴巾 1 条　　润肤乳　　洗发水及护发素　　洗面奶

水壶　　洗头盆　　污水桶　　一次性护理垫

◎ 安置体位

携用物至床旁，协助长者取斜角仰卧或仰卧位，让长者头尽量靠近照护者一侧（方便照护者操作，避免劳累）。

阿姨，头发有点味道了，帮您洗个头吧。来，往床边睡点。

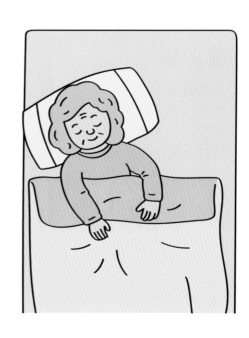

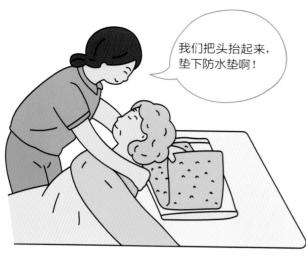

◎ 清洗头发

1️⃣ 长者取仰卧位，照护者一手托起长者头颈部，另一手将自制的隔水垫铺在枕头上。

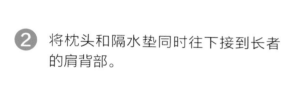

2️⃣ 将枕头和隔水垫同时往下接到长者的肩背部。

3️⃣ 铺开隔水垫，放置洗头盆，将下水管放在污水桶内。

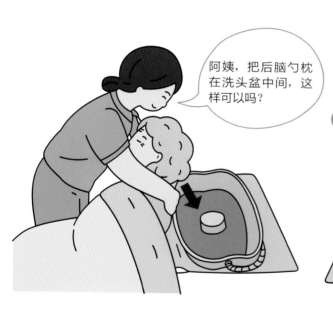

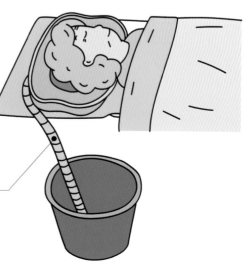

洗头盆下水管
接污水桶

4 颈部围毛巾并固定，两耳塞棉球，
  双眼盖纱布。

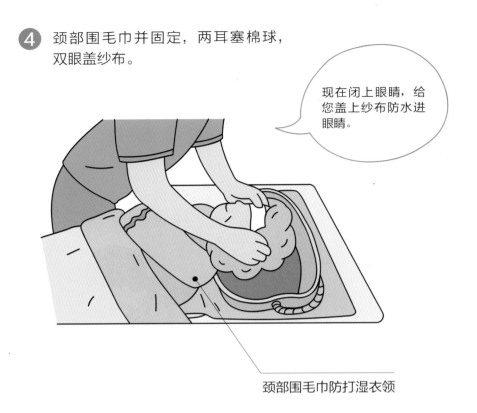

现在闭上眼睛，给
您盖上纱布防水进
眼睛。

颈部围毛巾防打湿衣领

5 试水温：照护者用手腕内侧试水温适宜后，一只手持水壶缓慢倾倒少许温水，询问
  长者水温烫不烫，再继续缓慢倾倒，另一只手搓揉头发至全部淋湿。

试水温一：

试水温二：

水温可以吗？
可以啊，现在淋湿
头发啦！

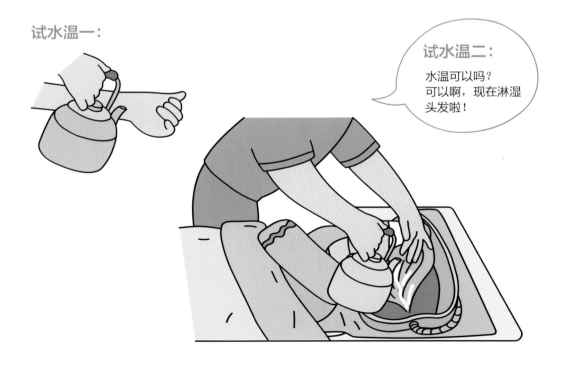

6 涂抹洗发液，以双手指腹由发际向
头顶部搓揉头发、头皮。

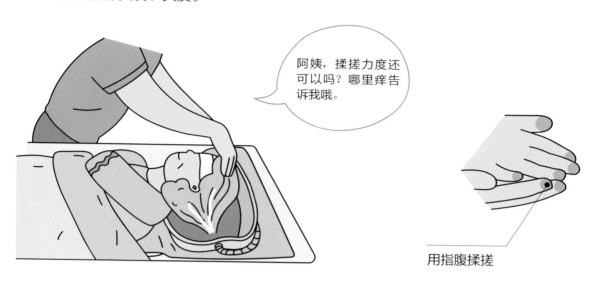

用指腹揉搓

7 搓揉完毕，用梳子梳理通顺，再一
手持水壶倾倒温水，另一手搓揉头
发至洗发液全部冲洗干净。

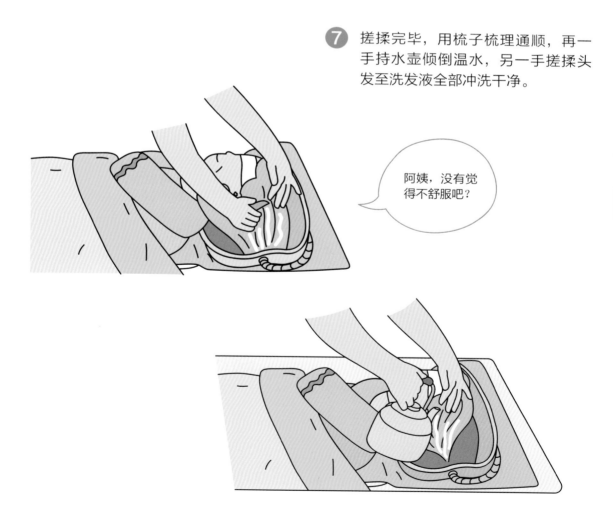

◎ 吹干头发

1 取下面部纱布和耳朵里的棉球，擦干长者面部水痕，再用毛巾包裹头部，撤去洗头器，充分擦干头发。

纱布、棉球拿掉了，睁开眼睛吧！

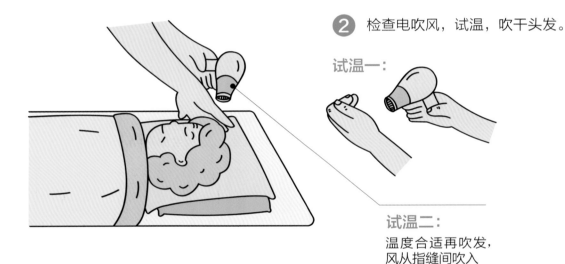

2 检查电吹风，试温，吹干头发。

试温一：

试温二：
温度合适再吹发，风从指缝间吹入

3 用梳子将头发梳理整齐，落发放入干垃圾袋内。为长者垫好枕头，安置长者至舒适卧位，整理床单。喂长者饮水。

阿姨，渴了吧，喝点水吧。

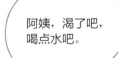

（六）手部清洁

◎ 物品准备

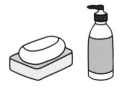
香皂 / 洗手液

护手霜

洗脸毛巾

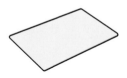
一次性护理垫

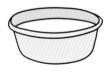
热水（40～45℃）

◎ 坐位洗手

① 将准备好的温水盆放在凳子上，试水温是否适宜。

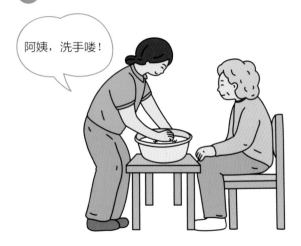

阿姨，洗手喽！

水温合适吗？

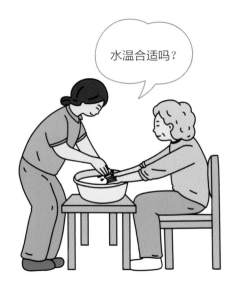

② 用洗手液搓揉双手，搓揉顺序：手指→手指缝→手心→手背再用清水洗净，擦干双手，涂护手霜。

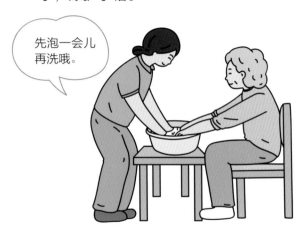

先泡一会儿再洗哦。

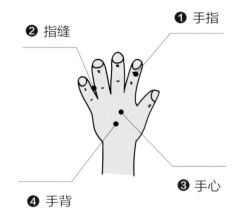

❷ 指缝　　❶ 手指

❸ 手心

❹ 手背

◎ 卧位洗手（分左右两侧清洗）

1 抬起长者一侧的手肘（可在肘下垫枕头支撑），垫一次性护理垫，放上倒好热水的水盆，试水温是否合适。

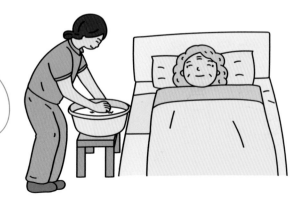

> 阿姨，手拿出来，我帮您洗一下。

> 水温合适吧，先泡一会哈。

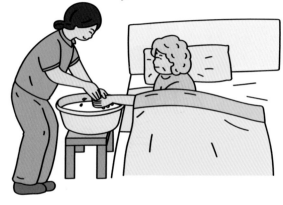

2 卷起长者袖管，先洒少量水在长者手上试温，然后将长者手浸入水中，浸泡 5 ~ 10 分钟。

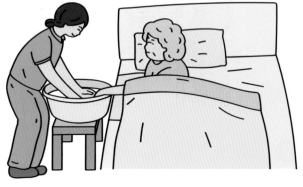

3 用洗手液搓揉双手，搓揉顺序：手指→手指缝→手心→手背；再用清水洗净，擦干双手，涂护手霜。

> 帮您搓搓啊！

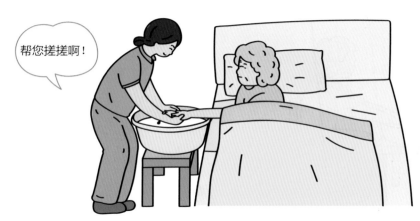

（七）足部清洁

◎ 物品准备

香皂

洗脸毛巾

护手霜

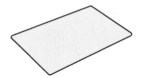
一次性护理垫

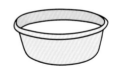
热水（40～45℃）

◎ 给坐位长者清洗双足

1 照护者将准备好的温水盆放在长者面前的地上，试水温是否合适。

2 卷起长者裤管，先洒少量水在长者足上试温。

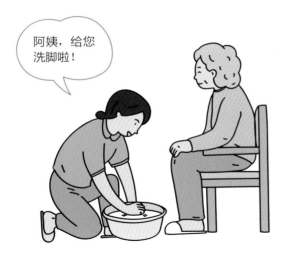

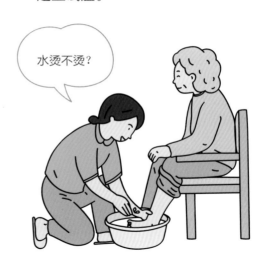

3 然后将长者双足浸入水中，浸泡 5～10 分钟。

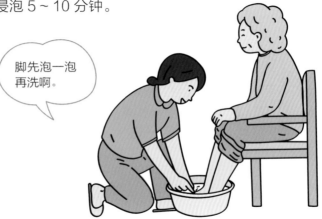

④ 涂抹香皂搓揉双足，搓揉顺序：足趾→足趾缝→足底→足背；再用清水洗净，擦干双足，涂护肤乳。

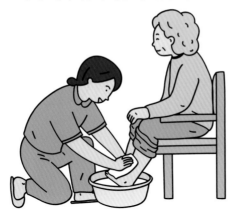

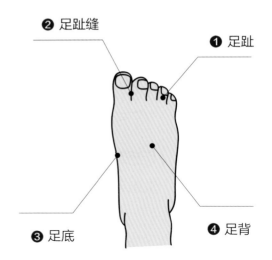

❷ 足趾缝

❶ 足趾

❸ 足底

❹ 足背

◎ 给卧位长者清洗双足（分左右两侧清洗）

① 掀开床尾被子，长者两腿分开，近侧腿屈膝（可在膝下垫靠枕支撑，远侧腿用浴巾覆盖），垫一次性护理垫，放上倒好热水的水盆，试水温是否合适。

② 卷起长者裤管，先洒少量水在长者脚上试温，然后将长者的脚浸入水中，浸泡 5～10 分钟。

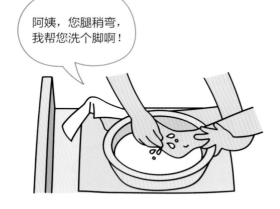

阿姨，您腿稍弯，我帮您洗个脚啊！

脚先泡一会，舒服吧。

③ 涂抹香皂搓揉双足，搓揉顺序：足趾→足底→足背；再用清水洗净擦干，涂护肤乳。同法洗另一侧。

洗好了，擦干抹点润肤乳啊。

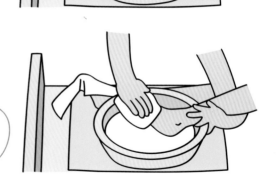

（八）剪指 / 趾甲

◎ 剪指甲

1 手下垫一次性护理垫，用指甲钳逐个修剪指甲。

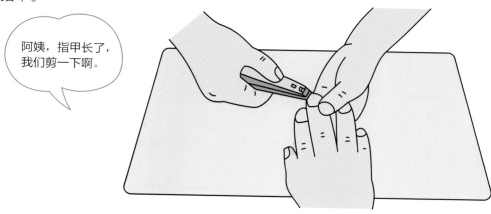

> 阿姨，指甲长了，我们剪一下啊。

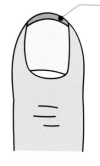

留白 1～1.5 毫米

2 修剪长度与指 / 趾端平齐或稍短（一般留白 1～1.5 毫米）。

3 再用锉刀将指甲边缘锉平。

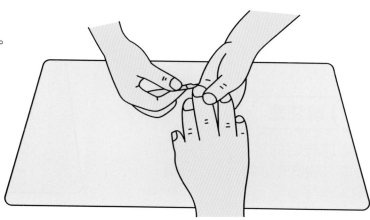

◎ 给瘫痪长者剪指甲

瘫痪长者手足是挛缩的，照护者要用手指拉住、分开长者手指再剪。

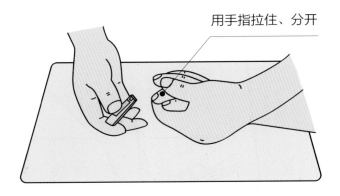

用手指拉住、分开

用手指拉住、分开

◎ 剪脚趾甲

　　足下垫一次性护理垫，用指甲钳逐个修剪指甲，再用锉刀将指甲边缘锉平，修剪长度与指端平齐或稍短（一般留白1～1.5毫米）。

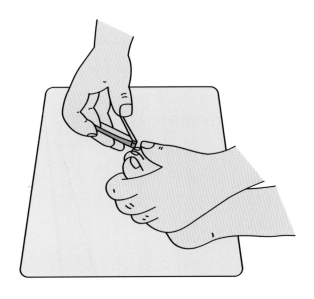

(!) **请注意**

如遇较硬的灰指甲，不可硬剪，需请专业的扦脚师修剪。

（九）床上温水擦浴

◎ 物品准备

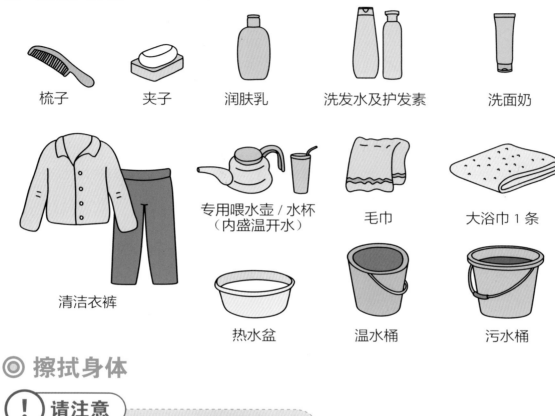

梳子	夹子	润肤乳	洗发水及护发素	洗面奶

清洁衣裤

专用喂水壶／水杯
（内盛温开水）

毛巾

大浴巾 1 条

热水盆

温水桶

污水桶

◎ 擦拭身体

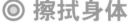

（！）请注意

以下温水擦浴操作全程均在盖被下进行。

1 解开上衣扣子，将上衣领部褪至肩背部。

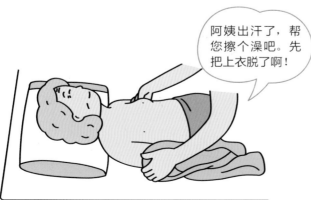

> 阿姨出汗了，帮您擦个澡吧。先把上衣脱了啊！

2 脱去衣袖。

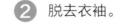

先脱去近侧（健侧）衣袖

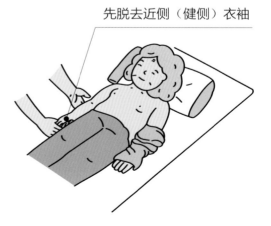

3 脱去对侧（患侧）衣袖；松开裤带，
裤子稍褪下。

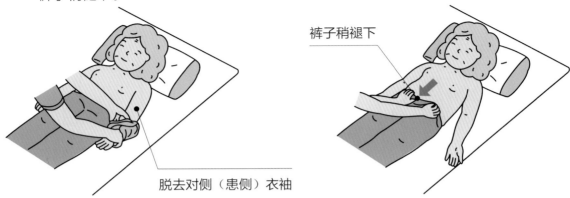

裤子稍褪下

脱去对侧（患侧）衣袖

4 在擦洗部位下面铺浴巾，向心方向擦洗前臂、上臂、腋下和肩部两遍，然后用浴巾
擦干。

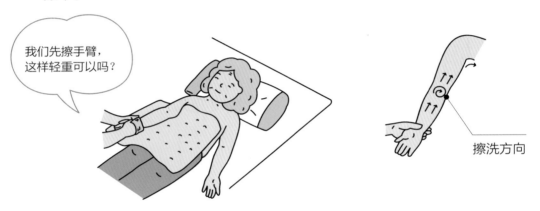

我们先擦手臂，
这样轻重可以吗？

擦洗方向

5 接着擦拭手掌和手背，注意擦洗净
指缝。同样的方法擦另一侧。

6 擦洗胸腹部：在棉被下移动浴巾盖
在胸腹部，一手略掀起浴巾，一手
裹半湿的毛巾，擦洗前胸（"Z"字
擦洗胸部、"8"字擦洗乳房）。

现在开始擦胸部了，
毛巾热度可以吗？

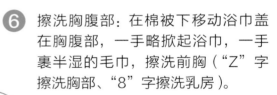

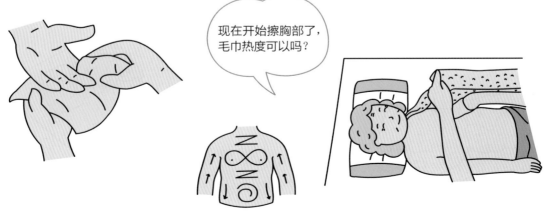

7 换盆、换水、换擦澡毛巾，试水温合适，一手略掀起浴巾，一手裹半湿的毛巾，擦洗腹部（环形转圈擦洗）和两侧腰部两遍。

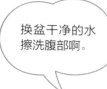

换盆干净的水擦洗腹部啊。

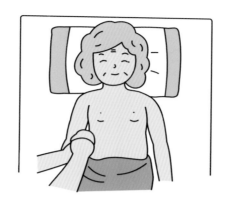

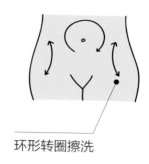

环形转圈擦洗

8 擦洗背部、臀部：协助侧卧，将浴巾向上反折，右手包裹半湿的小毛巾擦洗背部、后颈部，依次从下向上纵向擦洗两遍。

从下向上纵向擦洗

力度不重吧？
感觉怎么样啊？

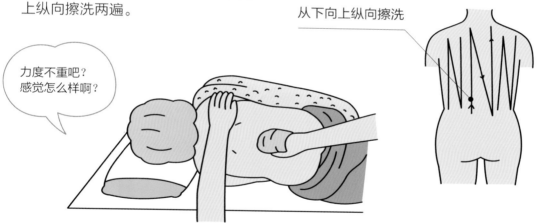

9 再擦洗臀部（环形擦拭）。

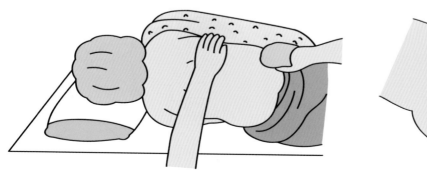

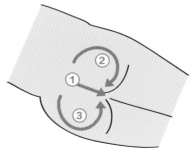

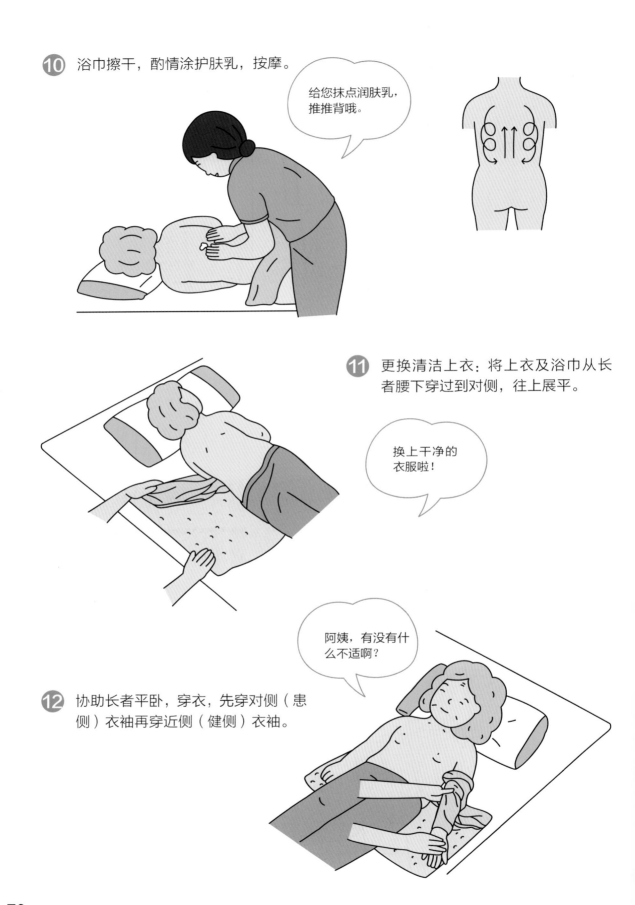

⑩ 浴巾擦干，酌情涂护肤乳，按摩。

给您抹点润肤乳，推推背哦。

⑪ 更换清洁上衣：将上衣及浴巾从长者腰下穿过到对侧，往上展平。

换上干净的衣服啦！

阿姨，有没有什么不适啊？

⑫ 协助长者平卧，穿衣，先穿对侧（患侧）衣袖再穿近侧（健侧）衣袖。

⓭ 擦洗会阴：换水，试水温，将浴巾垫在臀下，褪下裤子；取会阴专用毛巾放在左手，右手倒温水，浸湿毛巾，拧至半干；将毛巾折成方形，递给长者自己擦拭。

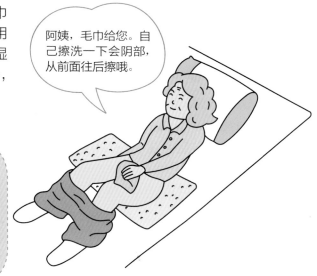

阿姨，毛巾给您。自己擦洗一下会阴部，从前面往后擦哦。

> **! 请注意**
>
> 不能自行擦拭的要协助擦拭干净，擦拭方向：从前向后、由内到外，擦拭两遍后将会阴专用毛巾置于一旁。

现在帮您擦腿了啊。

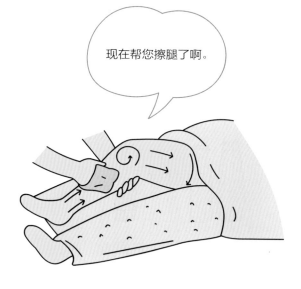

⓮ 擦洗下肢：将浴巾移到双下肢，一侧下肢用浴巾盖住，先擦拭另一侧；用右手裹半湿毛巾，自内踝→腹股沟，外踝→臀部外侧擦拭。

> **! 请注意**
>
> 另一侧下肢按同法擦洗。注意上、下、前、后各个面均要擦洗，擦净腹股沟皮肤皱褶处。

⓯ 穿清洁裤子：仰卧，按照"8"字法帮助长者穿好裤子，先穿对侧（患侧）。

澡擦好了，帮您穿上裤子。阿姨，感觉舒服了吗？

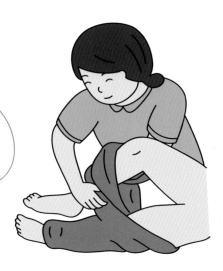

（十）协助淋浴

◎ 环境准备

　　关闭卧室和浴室门窗，根据季节开空调和浴霸，调节室温在 22～26℃；浴室内放置浴椅和防滑地垫，调节水温在 36～40℃。打开排气扇。

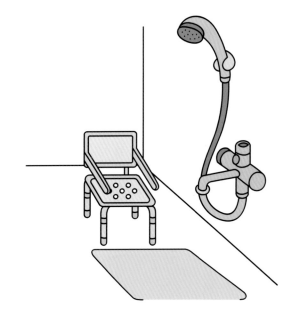

◎ 物品准备

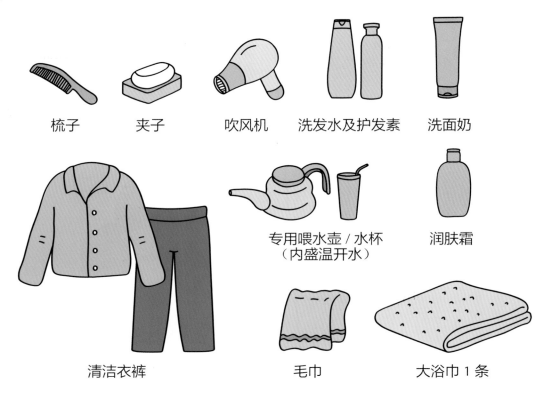

梳子	夹子	吹风机	洗发水及护发素	洗面奶

清洁衣裤	专用喂水壶/水杯（内盛温开水）	润肤霜
	毛巾	大浴巾1条

◎ 安置体位

1 在卧室脱去外衣裤，搀扶或用轮椅将长者移动至浴室。协助长者安全地坐到浴椅上，肩部披上毛巾，照护者先用脚盆盛热水让长者泡脚，温暖身体。

2 调节水温，试水温合适；嘱长者闭眼，毛巾洗净脸部，必要时用洗面奶。

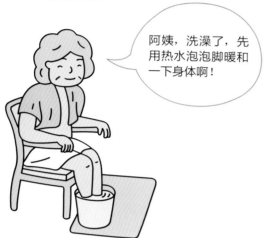

阿姨，洗澡了，先用热水泡泡脚暖和一下身体啊！

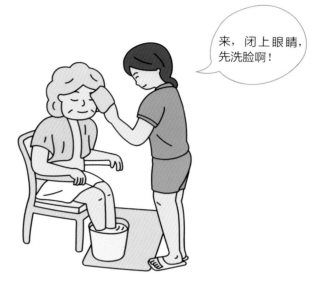

来，闭上眼睛，先洗脸啊！

◎ 清洗身体

1 手持花洒淋湿身体。

2 由上至下用沐浴液搓洗，再冲洗干净。

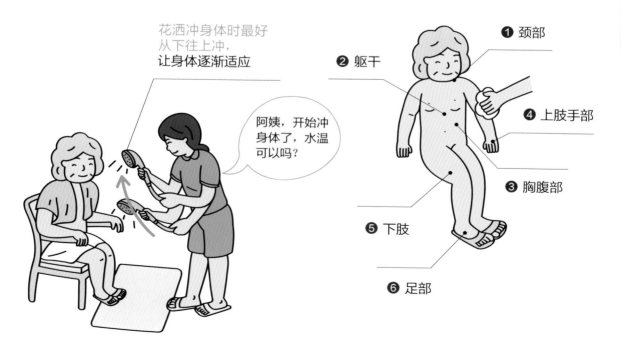

花洒冲身体时最好从下往上冲，**让身体逐渐适应**

阿姨，开始冲身体了，水温可以吗？

❶ 颈部
❷ 躯干
❸ 胸腹部
❹ 上肢手部
❺ 下肢
❻ 足部

3 洗发：嘱长者上身稍前倾、略低头，洗发。先试温、湿发→洗发液搓揉→清洗→擦干→毛巾包头。

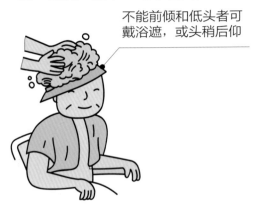

不能前倾和低头者可戴浴遮，或头稍后仰

4 洗净臀部、会阴（长者站立，抓好扶手）。

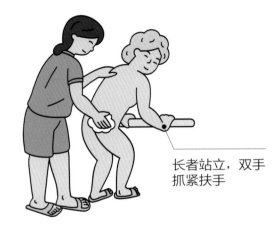

长者站立，双手抓紧扶手

◎ 润肤、干发

1 初步擦干身体（长者站立，抓好扶手），为长者润肤、穿好内衣裤，开浴室门，原地休息5分钟。长者无不适后，扶长者出浴室休息。

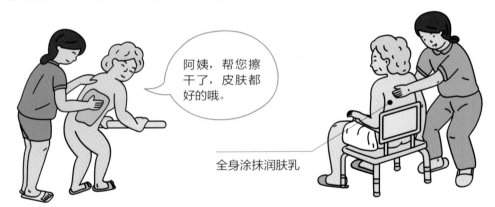

阿姨，帮您擦干了，皮肤都好的哦。

全身涂抹润肤乳

2 长者坐沙发上，饮水，补充水分。

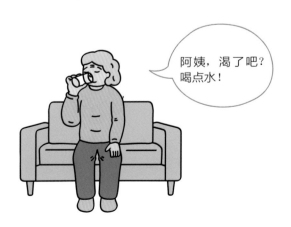

阿姨，渴了吧？喝点水！

3 用电吹风吹干头发；用梳子将头发梳理整齐，安置长者至适宜体位或舒适卧位。

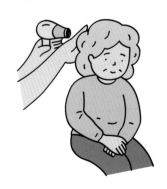

（十一）浴缸助浴

◎ 环境准备

关闭卧室和浴室门窗，根据季节开空调和浴霸，调节室温在 22 ~ 26℃；浴缸旁放置浴椅和防滑地垫，调节水温在 36 ~ 40℃。打开排气扇。

◎ 安置体位

长者喝水，在卧室脱去外衣裤，搀扶或用轮椅将长者移动至浴室。协助长者安全地坐到浴椅上，浴椅紧贴浴缸放置。

> 阿姨，要泡澡了，您坐稳喽！

◎ 浴缸沐浴

① 试水温合适，脱去长者内衣，毛巾盖住下身，坐于浴缸旁的浴椅上（浴椅紧贴浴缸）。

> 阿姨，准备进浴缸了。

② 入浴缸：长者一手（健手）抓住浴缸边沿或扶手，照护者站在长者一侧或患侧给予扶持保护。一侧腿或健侧腿先放入浴缸，照护者协助扶住，使长者身体不摇晃。

> 您右手抓紧扶手，把右脚放进浴缸。

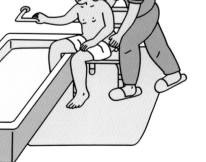

③ 照护者协助抬起另一侧腿或患侧腿
放入浴缸。

长者手扶浴缸扶手

再将左脚抬起放
到浴缸里，我扶
着您，别害怕！

④ 长者身体前倾，臀部坐到浴缸边沿，
手扶一侧扶手或浴缸边沿。

身体前倾一点，慢
慢坐到浴缸里。

照护者手托住长者臀部

⑤ 长者半蹲姿势坐进浴缸，肩部披毛巾。

肩膀披条毛巾，
泡一会儿哦。

(!) 请注意

泡澡时间 5 分钟左右，不可长
时间浸泡。水位不要高于胸部。
照护者不离开长者。

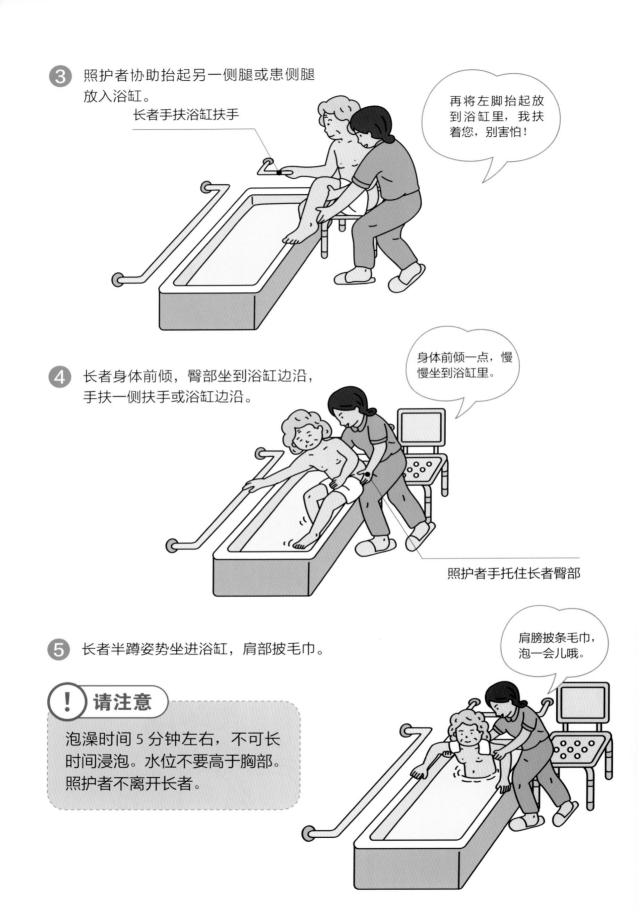

6 洗身体：先用毛巾湿润身体，沐浴液搓洗，再将浴缸污水放去，用花洒冲洗干净身体。顺序：颈部→躯干→胸腹部→上肢→臀部、会阴→下肢足部。

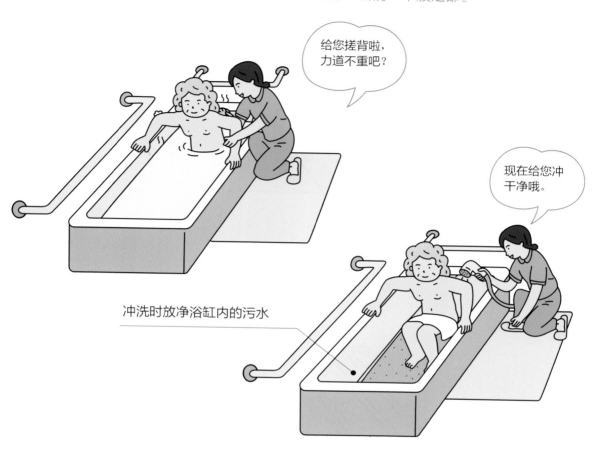

给您搓背啦，力道不重吧？

现在给您冲干净哦。

冲洗时放净浴缸内的污水

◎ 出浴缸

1 长者手扶浴缸边沿或扶手，身体前倾，双腿屈曲。

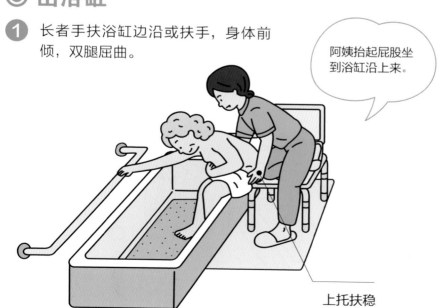

阿姨抬起屁股坐到浴缸沿上来。

上托扶稳

2 照护者协助长者用力抬起臀部坐到
浴椅上。

阿姨，没有不舒服吧?

把屁股坐到椅子上，抬一只脚出浴缸。

3 照护者协助长者将一侧腿抬出浴缸
（患侧先出）。

4 再将另一侧腿抬出浴缸，长者坐在
浴缸旁的浴椅上。

另一只脚也出来。

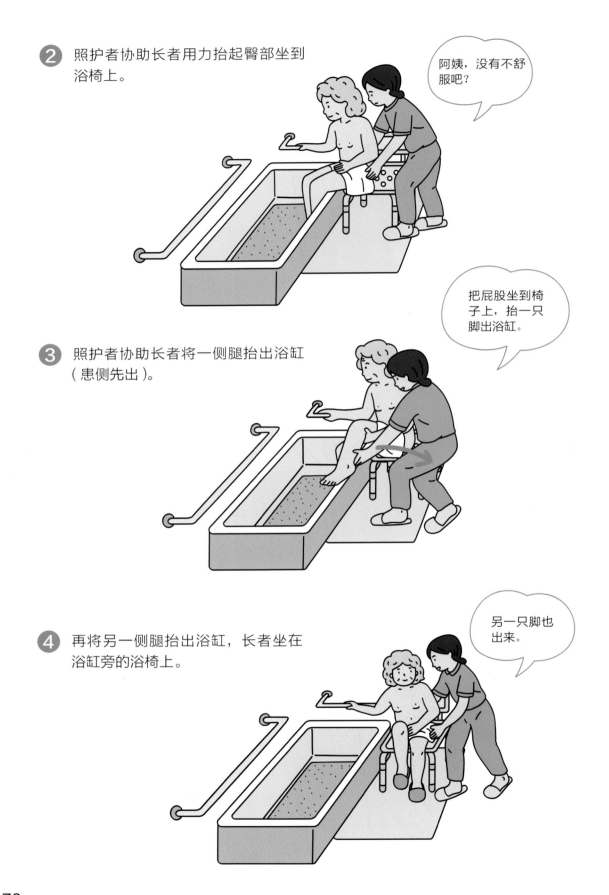

5 长者在浴椅上坐稳，照护者查看长者全身皮肤情况。

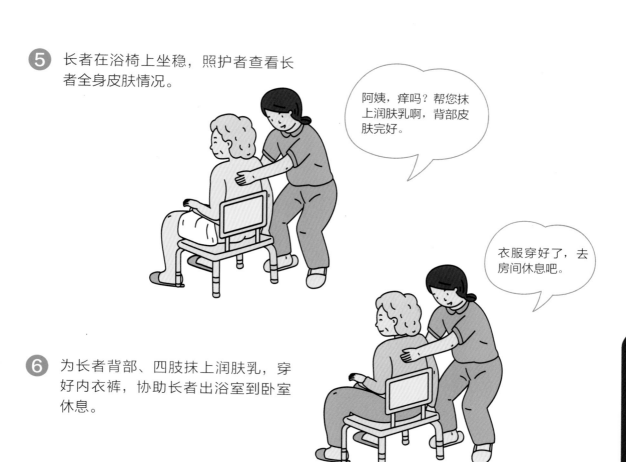

6 为长者背部、四肢抹上润肤乳，穿好内衣裤，协助长者出浴室到卧室休息。

7 及时给长者喝水（洗浴时会出汗，造成体内缺水，要及时补充水分），吹干、梳理头发，用棉棒清理耳朵（水蒸气会使耳垢软化，用棉棒很容易擦出，要注意棉棒的深度）。剪指/趾甲。

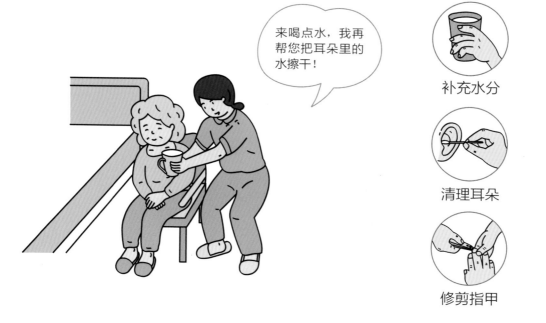

补充水分

清理耳朵

修剪指甲

79

第五章

排泄照护篇

　　排泄是每个人不可或缺的、非常隐私的生理行为，长者因失能不能自理，需要照护时，照护者要充分顾及长者的自尊心，给予舒心、舒适、安全的照护。

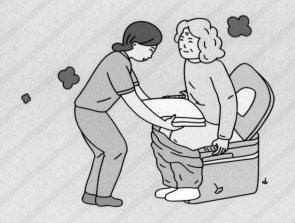

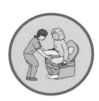

使长者感到心安的排泄照护技巧

排泄是每个人生活中最隐私的部分。如何照护失能长者的排泄问题，满足长者的基本生活需求，使长者感觉方便舒适呢？照护者要从以下几个方面入手。

◎ 尊重隐私，保护长者自尊

长者由于失能，自己的排泄需要他人来照顾，会感到难为情，内心会很沮丧。照护者要体会长者的心情，照护时及时进行遮挡，并通过打招呼、关心的话语来转移长者的情绪，使之安心地接受照护。

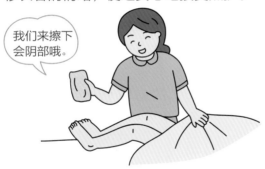

> 我们来擦下会阴部哦。

◎ 避免嫌弃的言语和表情

避免嫌弃的言语和表情：照护大小便过程中不表露出嫌弃、恶心的语言或表情，忌用"臭、脏"等字眼，以自然平和的态度快速处理好。

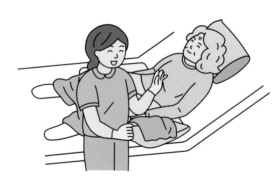

◎ 鼓励长者尽量自立完成

鼓励并协助长者，自己能做的事尽量让长者自己做，能够锻炼和恢复身体功能，防止身体功能废用；且长者因为自理成功，能增强对生活的信心。

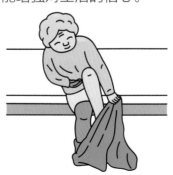

◎ 关注长者的排泄规律

细心观察长者的排泄规律，定时提供便器，可以减轻照护者的工作量（如更换污染的被服等）。

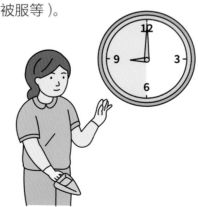

◎ 善于运用节力方法

照护过程中，对于全失能、长期卧床特别是体重较大的长者，要善于运用节力照护方法，如侧卧位置便盆、侧卧位更换纸尿裤等。灵活使用照护技巧，可减轻照护负担。

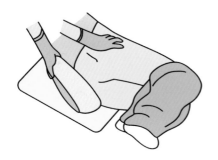 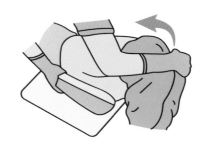

◎ 观察大小便

要观察记录排泄物的次数、量、颜色和稀稠度，如发现颜色异常如红色、柏油色等，照护工作者应及时告知家人去医院就医，同时汇报机构负责人。

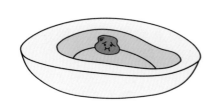

◎ 正确冲洗、擦拭

为长者进行会阴擦洗和冲洗时，按照"自上而下，由内到外"的顺序，先清洁尿道口及周围，最后擦洗肛门；每擦拭一次，毛巾更换一面或更换一根棉签；会阴部有伤口的要备碘伏消毒处理。

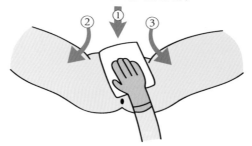

◎ 洗净皮肤皱褶处

为男性长者擦洗会阴时，应翻开包皮，由龟头向阴茎根部擦洗，注意擦净冠状沟。

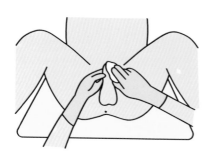

◎ 合理选用用具

照护者可根据长者情况，选择白天定时提供便器，晚上使用尿裤等方法，以减少长者和照护者夜间的起夜，减轻照护者的疲劳和负担。

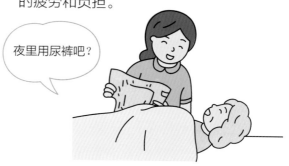

夜里用尿裤吧？

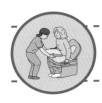

排泄照护操作

（一）床上使用尿壶

◎ **物品准备**

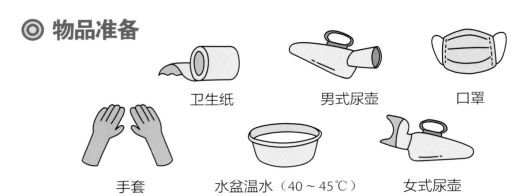

卫生纸　　　　　男式尿壶　　　　口罩

手套　　　水盆温水（40～45℃）　　女式尿壶

男式尿壶使用方法

1 在长者臀下垫护理垫，抬高床头，脱下裤子至膝盖部，双腿屈膝；照护者将尿壶口对准男性阴茎，固定好尿壶，嘱长者排尿。

> 叔叔，您两腿分开，帮您放尿壶。

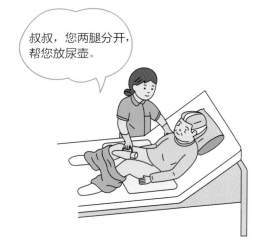

2 侧卧位使用尿壶：长者取侧卧位，稍弓背屈膝，臀下垫护理垫，将尿壶口对准男性阴茎，固定好尿壶，嘱长者排尿。

> 叔叔，可以解小便了。

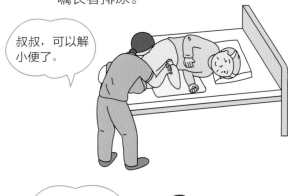

女式尿壶使用方法

在长者臀下垫护理垫，抬高床头，脱下裤子至膝盖部，双腿屈膝；照护者将尿壶口紧贴会阴部，固定好尿壶，嘱长者排尿。

> 阿姨，两腿分开，帮您放尿壶。

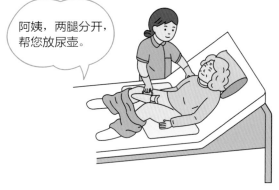

（二）会阴部清洁

保持会阴部清洁，可以使长者感觉舒适，还可预防感染，所以每天要为失能长者做好清洗工作。

◎ 物品准备

口罩

毛巾

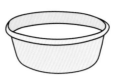
温水（40～45℃）

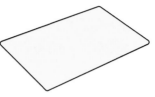
护理垫

◎ 男性会阴清洁方法

1 照护者戴口罩、手套；在长者臀下垫隔水垫和护理垫，脱下裤子至膝盖部，双腿屈膝外展；温水喷洒整个会阴部，先清洗阴茎头部、包皮内侧和周围。

2 清洗阴茎以后，将阴茎向上翻起，清洁阴囊及周围、两侧腹股沟。

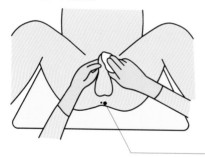
翻开包皮，清洁包皮内侧与龟头、阴茎皱褶

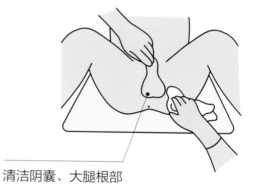
清洁阴囊、大腿根部

◎ 女性会阴清洁方法

照护者戴口罩、手套；在长者臀下垫护理垫，脱下裤子至膝盖部，双腿屈膝外展，温水喷洒整个会阴部；毛巾按顺序擦拭大小阴唇内侧→外侧及周围→两侧腹股沟。擦拭方向由上而下（从前向后擦），毛巾擦一次更换一面。

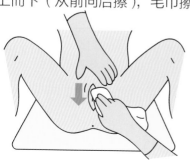

（三）纸尿裤的使用

◎ 更换纸尿裤

1 长者平卧，双腿屈膝，松裤带，左右推动膝盖带动臀部抬起，脱下裤子至膝部，解开纸尿裤将侧翼粘胶向内贴卷塞到臀下，前片向内卷曲，置于两腿之间。

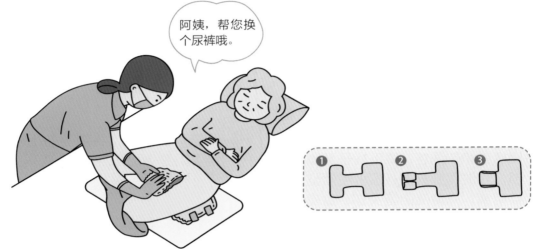

> 阿姨，帮您换个尿裤哦。

2 取卫生纸由上到下、由内到外擦净长者会阴部。

会阴部皮肤无湿疹、无破损

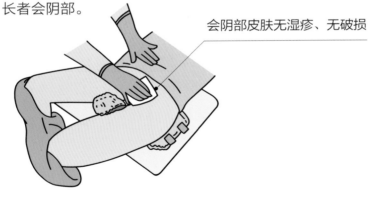

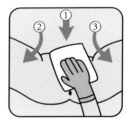

由上到下、由内到外擦净长者会阴部

3 必要时取温湿毛巾（或湿巾纸）擦拭会阴部，每擦拭一次毛巾更换一面，观察会阴部皮肤情况。

> 阿姨，会阴部皮肤完好的啊！

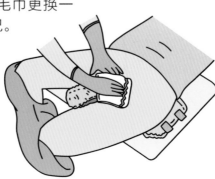

每擦拭一次毛巾更换一面

④ 协助长者取左侧 / 右侧卧位，将纸尿裤后片对折，遮住污染面，擦净臀部，取卫生纸由上到下擦拭；必要时取温湿毛巾擦拭臀部，观察骶尾部皮肤情况。

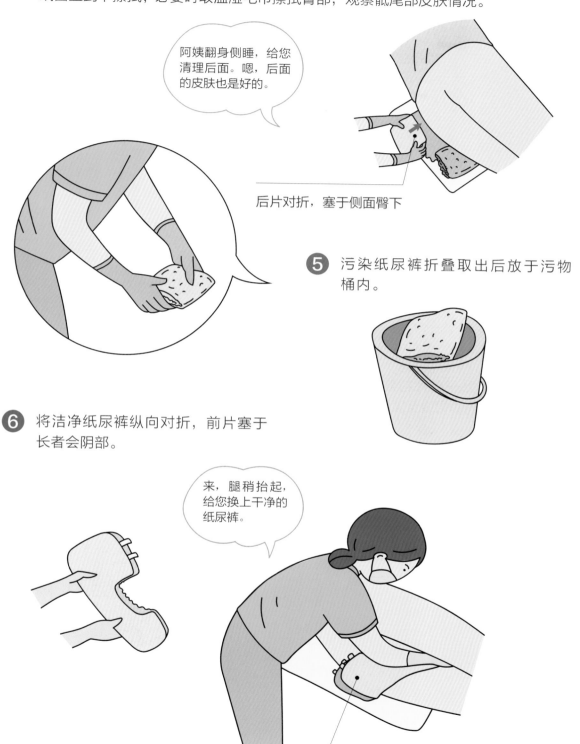

阿姨翻身侧睡，给您清理后面。嗯，后面的皮肤也是好的。

后片对折，塞于侧面臀下

⑤ 污染纸尿裤折叠取出后放于污物桶内。

⑥ 将洁净纸尿裤纵向对折，前片塞于长者会阴部。

来，腿稍抬起，给您换上干净的纸尿裤。

前片从两腿间塞过去

⑦ 后片铺于长者臀部，中线对齐脊柱中心位置，一侧侧翼塞于臀下。

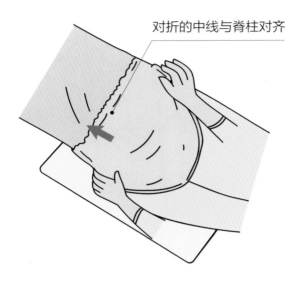

对折的中线与脊柱对齐

⑧ 协助长者翻身至平卧位，双腿屈曲，从两腿间向上兜起纸尿裤前片，注意将裆下纸尿裤留下适当的空隙；将前片两翼向两侧拉紧。

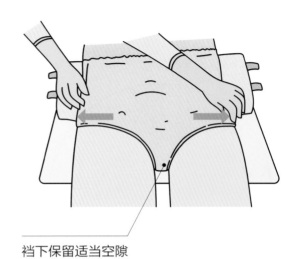

裆下保留适当空隙

⑨ 后片粘扣贴于前片粘贴区，整理纸尿裤大腿内侧裙边至服帖。

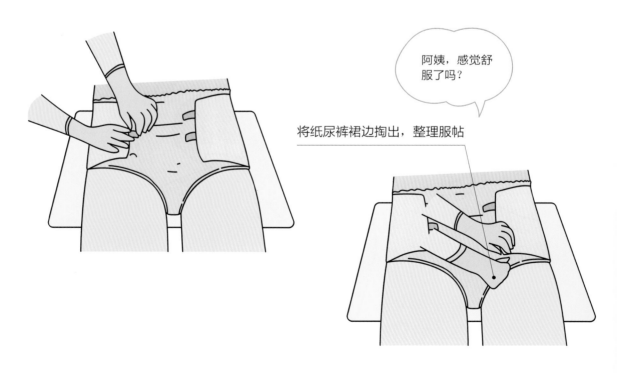

阿姨，感觉舒服了吗？

将纸尿裤裙边掏出，整理服帖

◎ 纸尿裤、尿片的选择和使用

根据尿量，选择不同的纸尿裤或纸尿裤、尿片组合。

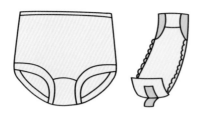

尿量很少

普通内裤 + 尿片

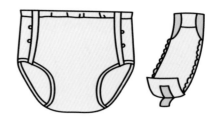

尿量少量

防漏内裤 + 尿片

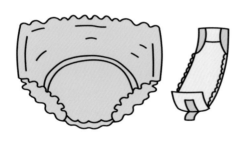

尿量较多

拉拉裤 + 尿片

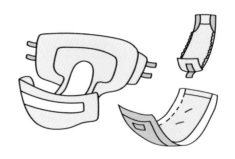

尿量很多

纸尿裤 + 大尿片 + 小尿片
尿片的背面用刀片割开，以方便尿液渗漏

◎ 纸尿裤 +T 字尿片的使用

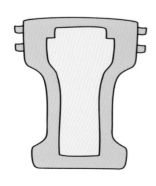

女性 T 字尿片

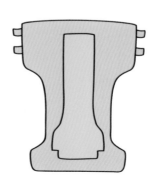

男性 T 字尿片

（四）便盆的使用

◎ 物品准备

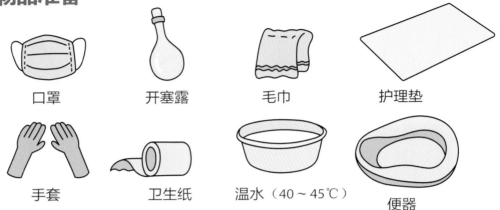

口罩　　　　开塞露　　　　毛巾　　　　护理垫

手套　　　卫生纸　　温水（40～45℃）　　便器

◎ 床上仰卧位置便盆（部分失能长者）

1 照护者戴口罩、手套；长者仰卧位，脱下裤子至膝盖部，抬高臀部，照护者在长者臀部下铺一次性护理垫。

2 长者抬高臀部，照护者一手托起长者腰骶部，另一手将便盆置于臀部下，便盆阔边朝向长者头部。

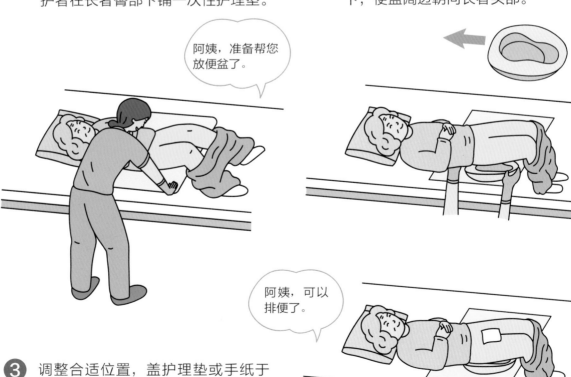

阿姨，准备帮您放便盆了。

阿姨，可以排便了。

3 调整合适位置，盖护理垫或手纸于长者会阴上。

◎ 床上侧卧位置便盆 （完全失能长者）

❶ 照护者戴口罩手套；长者双手抱胸，双腿屈膝；松开长者裤带，脱下裤子的前面，协助长者取左侧卧位，注意保暖。

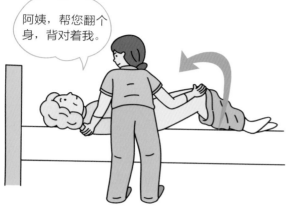

> 阿姨，帮您翻个身，背对着我。

❷ 铺护理垫：在长者臀部下铺护理垫，护理垫的另一半卷至长者左侧身下；脱下裤子的后面，脱裤至膝部。

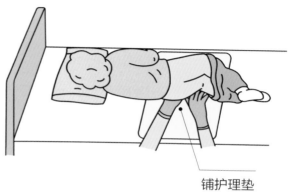

铺护理垫

❸ 放置便盆：照护者一手握住便盆的边缘，将便盆阔边朝向长者（大头朝上）。

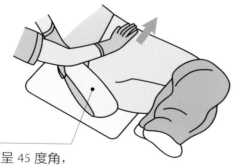

便盆呈 45 度角，边缘紧贴近床面的臀部

便盆位置放置合适，另一手扶住长者膝部，协助其恢复平卧位。告诉长者排便过程不要太用力憋气。

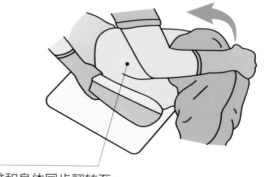

便盆和身体同步翻转至平卧位，臀部正好在便盆上方

❹ 排便完毕，取卫生纸从前往后、由内到外。先擦拭会阴部，并观察会阴部皮肤情况。必要时，取温湿毛巾清洁擦拭；每擦拭一次毛巾更换一面，避免感染。

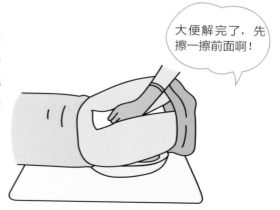

> 大便解完了，先擦一擦前面啊！

5 撤便盆：一手固定按压便盆的边缘，另一手扶住长者的膝部，协助左侧翻身，撤去便盆放在地上；协助长者侧卧。

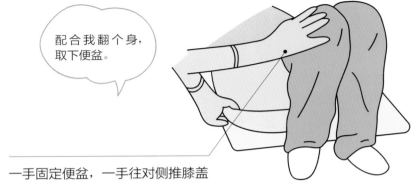

> 配合我翻个身，取下便盆。

一手固定便盆，一手往对侧推膝盖

6 清洁臀部及肛门：
取卫生纸（或湿巾纸）擦净臀部至肛门，必要时取温湿毛巾清洁擦拭。

> 阿姨，真不错，解了不少哦，肚子舒服了吧？

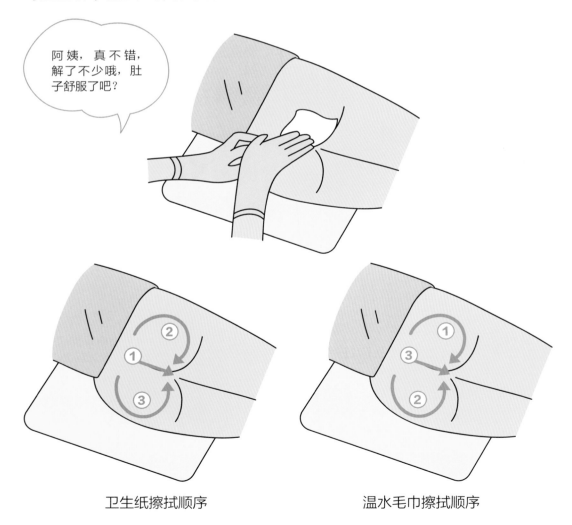

卫生纸擦拭顺序　　　　　温水毛巾擦拭顺序

（五）床旁使用便携式坐便椅

◎ 物品准备

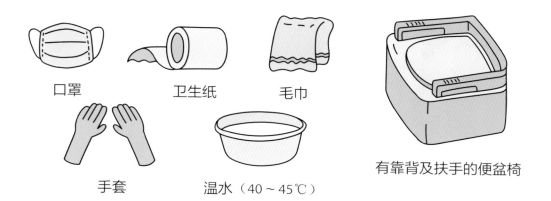

口罩　　　卫生纸　　　毛巾

手套　　　温水（40～45℃）

有靠背及扶手的便盆椅

◎ 使用前

检查便盆椅的安全性能，宜与床平行；若有肢体偏瘫，便盆椅应放在健侧。

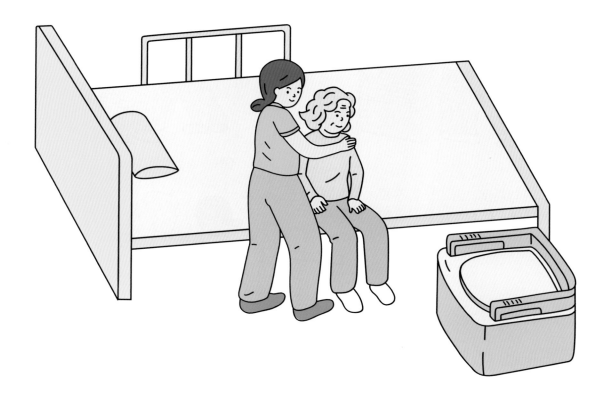

◎ 使用便盆椅

1 协助长者坐起和站起，等待站稳之后，双手抱住长者腰，照护者转身将自己的足部向便盆椅的方向移动，协助长者转身至便盆椅前站立 30 秒；询问长者有无头晕等不适。

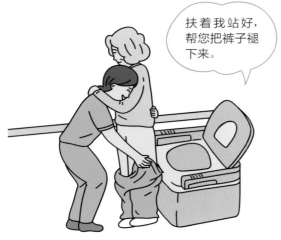

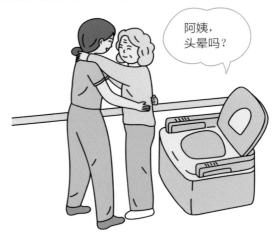

> 阿姨，头晕吗？

2 协助脱裤：照护者一手环抱长者腰部，单手脱裤子。

> 扶着我站好，帮您把裤子褪下来。

3 协助长者坐在坐便椅上：双手抱住长者的腰背部，让长者缓慢坐在马桶上。

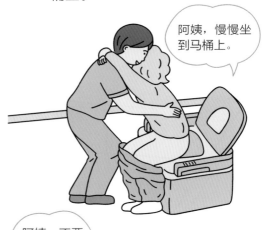

> 阿姨，慢慢坐到马桶上。

4 沟通与观察：告知长者不要太用力憋气排便，如有不适及时告知。必要时用毛巾盖在长者腿上，防止着凉。

> 阿姨，不要太憋气。

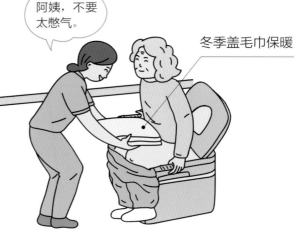

冬季盖毛巾保暖

94

5 清洁擦拭：能自理的长者，递给其卫生纸，自行擦净；不能自行擦拭者，照护者戴上手套，让长者手扶靠背，身体前倾，协助清洁擦拭；必要时用温湿毛巾擦拭或清洗，观察骶尾部、肛周皮肤情况，脱手套。

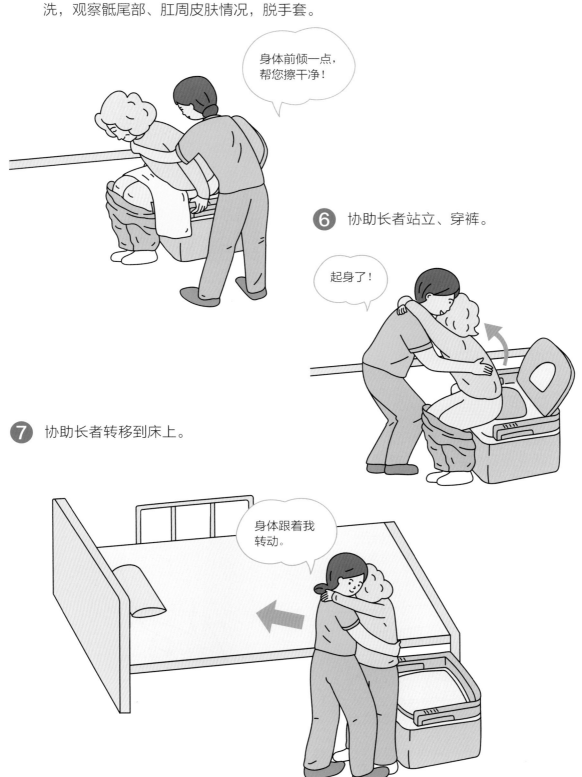

身体前倾一点，帮您擦干净！

6 协助长者站立、穿裤。

起身了！

7 协助长者转移到床上。

身体跟着我转动。

（六）开塞露的使用

◎ 物品准备

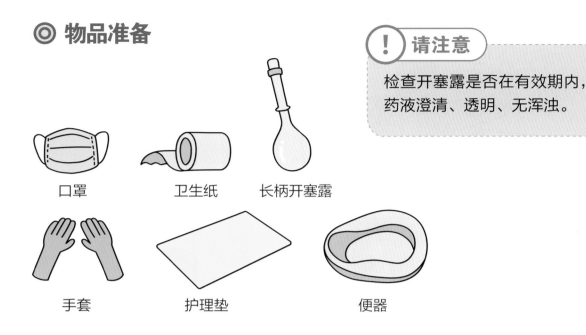

口罩　　　卫生纸　　长柄开塞露

手套　　　护理垫　　　　　便器

！ 请注意

检查开塞露是否在有效期内，药液澄清、透明、无浑浊。

◎ 使用开塞露

1 照护者戴口罩、戴手套；协助长者翻身至左侧卧位，脱裤子至膝部，双腿屈曲，臀部尽量靠近床边，铺护理垫。

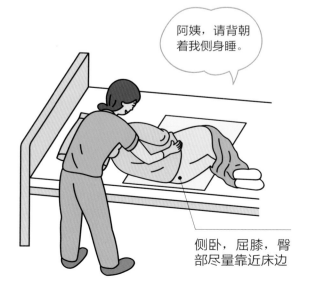

阿姨，请背朝着我侧身睡。

侧卧，屈膝，臀部尽量靠近床边

2 取下开塞露前端盖帽，检查前端是否光滑，挤出少量液体润滑食指前端。

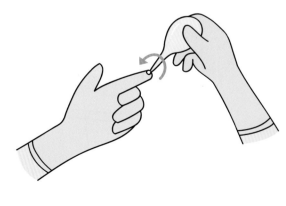

3 润滑肛门：挤出少量开塞露在食指上轻轻按摩肛门口。

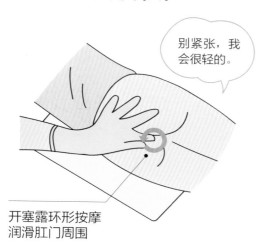

> 别紧张，我会很轻的。

开塞露环形按摩
润滑肛门周围

4 插入开塞露：嘱长者深呼吸，肌肉放松；待长者肛门放松后，照护者左手分开肛门口，右手将开塞露前端对准肛门口缓缓插入3~4厘米。

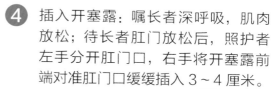

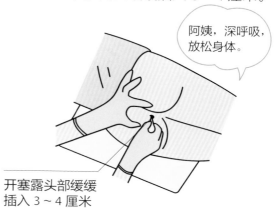

> 阿姨，深呼吸，放松身体。

开塞露头部缓缓
插入3~4厘米

5 如有阻力，可退出开塞露，再旋转缓缓插入直肠。

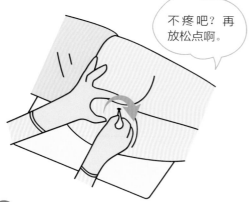

> 不疼吧？再放松点啊。

6 挤压药液：挤压开塞露球囊，将药液全部挤入直肠内。

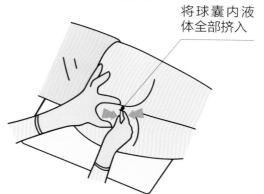

将球囊内液
体全部挤入

7 慢慢取出开塞露，用卫生纸按压肛门口5分钟，告知长者保持左侧卧位，憋10分钟后再排便。

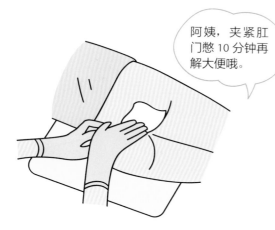

> 阿姨，夹紧肛门憋10分钟再解大便哦。

8 协助失能长者取仰卧位，臀下置便盆排便，便后观察排泄物的颜色、性状、量并记录。

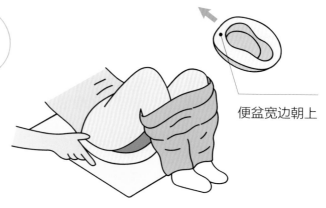

便盆宽边朝上

（七）人工取便术

◎ 物品准备

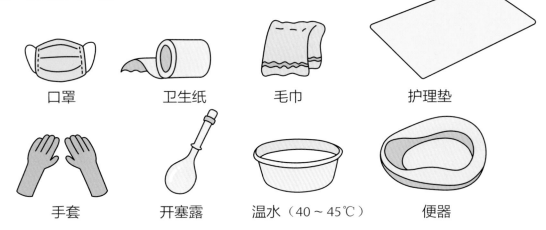

口罩　　　　卫生纸　　　　毛巾　　　　护理垫

手套　　　　开塞露　　温水（40～45℃）　　便器

◎ 人工取便操作

1 照护者戴口罩、手套，协助长者取
左侧卧位；在长者臀部下铺一次性
护理垫，将裤子脱至膝盖处，暴露
臀部，便器放于靠近臀部处。

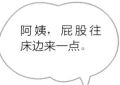

阿姨，屁股往
床边来一点。

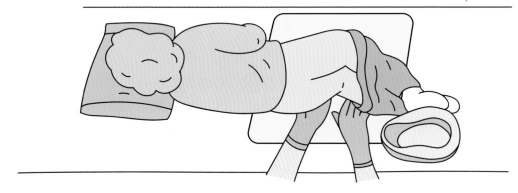

2 润滑：照护者右手食指指端涂润
滑油（石蜡油、开塞露、肥皂液）
润滑。

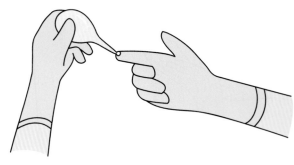

③ 同时润滑肛门，用手指轻轻按摩肛周。

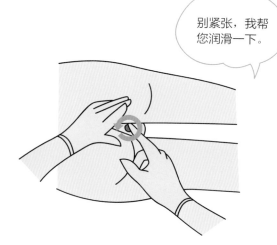

> 别紧张，我帮您润滑一下。

④ 人工取便：告知长者深呼吸，肌肉放松，待长者肛门松弛后，左手分开臀部，右手食指顺直肠方向往下缓慢进入直肠。

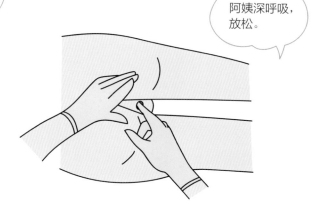

> 阿姨深呼吸，放松。

⑤ 手指触及粪块后，手指略屈曲。

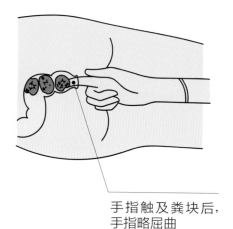

手指触及粪块后，手指略屈曲

⑥ 将大便慢慢取出，放于便盆内，可以多次进行；询问长者有无不适，如有异常及时处理。

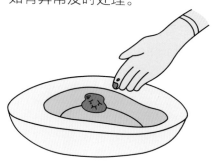

⑦ 协助排便：取便结束后，询问长者是否有便意，如有需要则协助排便（坐马桶）。

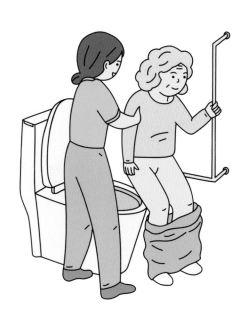

第六章

睡眠照护篇

　　睡眠环境对长者睡眠有直接影响，照护者应根据长者的生理睡眠特点，协助长者做好睡眠前环境准备。营造适宜的睡眠环境，将有效改善长者的睡眠。

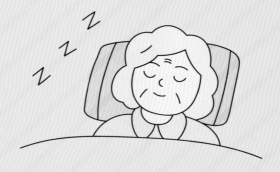

（一）准备工作

◎ 物品准备

护肤乳

牛奶或温水

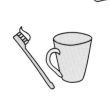
牙刷与漱口杯

毛巾

水盆（脸盆、清洁
会阴盆、脚盆）

清洁睡衣睡裤

◎ 长者准备

　　睡前长者准备：根据长者状态协助洗漱（漱口刷牙、洗脸洗脚 / 沐浴 / 擦浴，具体操作见清洁篇）、排便；根据长者需要和睡前习惯，少量进水（或牛奶）、服用睡前药。

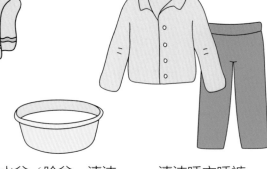
阿姨，我们准备洗洗睡觉啦。要喝点什么吗？

◎ 环境准备

　　关闭门窗，拉上窗帘，关闭音响、电视等。

　　调节室内空调，调整温湿度（夏季室温保持在 22～26℃，冬季室温保持在 18～22℃，相对湿度 40%～60% 为宜）。

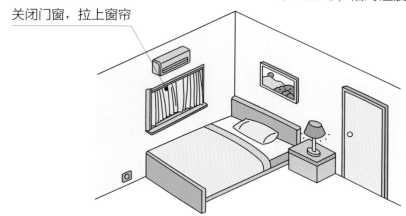
关闭门窗，拉上窗帘

◎ 床单位准备

　　铺床：检查长者床铺有无渣屑，按压检查床铺硬度；展开被褥，铺成长者习惯的式样，被褥松软适宜。

　　蓬松枕头，枕头高度按长者习惯调整，一般 5～8 厘米。

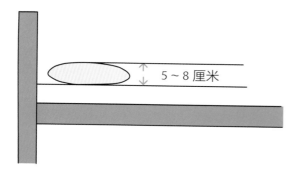

5～8 厘米

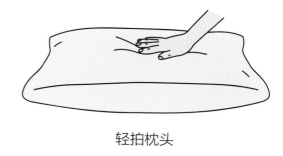

轻拍枕头

（二）照护工作

◎ 长者就寝照护

　　长者上床就寝后，盖好盖被，开启地灯，关闭大灯。

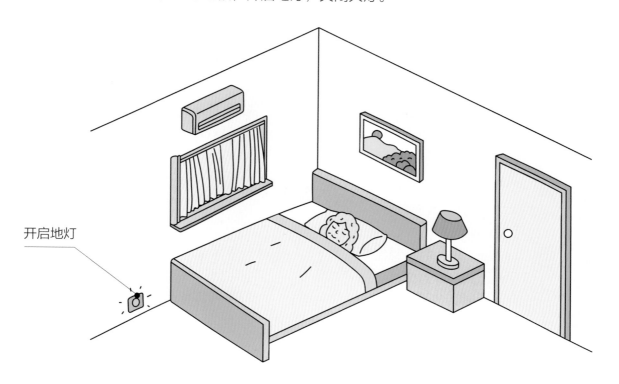

开启地灯

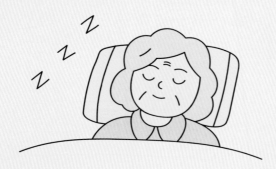

长者睡眠照护小贴士

长者睡眠的特点

1. 睡眠时间缩短，60~80岁的健康长者，就寝时间平均每天为7~8小时，但睡眠时间平均为6~6.5小时。

2. 长者夜间容易觉醒，非常容易受到声、光、温度等外界因素以及自身老年病产生的症状的干扰，使夜间睡眠变得断断续续。

3. 长者浅睡眠期增多，而深睡眠期减少，长者年龄越大，睡眠越浅。

4. 长者容易早醒，睡眠趋向早睡早起。

长者睡眠照护注意事项

1. 长者睡前，房间应适当通风20分钟左右，避免因空气浑浊或有异味影响睡眠。

2. 被褥薄厚随季节调整，以柔软、吸汗、保暖为宜。

3. 长者卫生间应靠近卧室，内设坐便器并安装扶手，地面铺防滑砖。

4. 为长者选择宽松舒适的睡衣，避免穿过紧睡衣。

5. 长者睡眠易受声光的影响，居住环境要保持安静。夜间应有适当的照明设施，如夜灯或地灯。

6. 对于不能自理的长者，在睡前应将所需物品，如水杯、痰杯、便器等放置于适宜的位置。

7. 枕头高度和软硬度要适当。

第七章

饮食照护篇

　　饮食是人们日常生活中的一大乐事。它不只是给身体补充营养，吃得美味开心能带给人非常愉快的满足感。而对于失能、缠绵病榻的长者来说，照护者为之提供合适的食物配餐、安全的进餐方式，使长者感受到进餐的愉悦尤为重要。

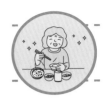

饮食照护的准备

（一）长者一般饮食种类和配餐原则

种类	特点	适合人群	配餐原则
普通饮食（普食）	包含各种基本食物，品种丰富，营养平衡，美观可口易消化	消化功能无障碍和饮食无限制的长者	• 种类尽量多，蛋白质、脂肪和碳水化合物比例适当 • 烹调尽量保持食物营养成分 • 蛋白质多选鱼、虾、蛋、禽、瘦肉和豆类及豆制品
软质饮食（软食）	容易消化、含纤维素少，且便于咀嚼的饮食	消化不良、咀嚼不便、患病（发热、胃肠疾病、手术后）的长者	• 在普食的基础上，烹调时将食物切碎、煮烂，力求细软 • 选用含纤维素少的蔬菜，可将蔬菜、水果制成菜汁、果汁服用
半流质饮食	半流质状态饮食比软食更容易消化吸收，进食形式为限量、多餐方式	发热、口腔疾病、咀嚼困难、胃肠炎和其他不能适应正常饮食的长者	• 蛋白质按正常量供给，各种营养素要合理和充分 • 食物软、稀、碎、烂，呈半流质状态，少食多餐，每隔 2～3 小时进餐一次 • 每天 5～6 次
流质饮食	为液体或易于溶化为液体的流体状饮食	因各种疾病导致不能正常进食的长者或衰弱的长者	• 选用营养均衡、质地细嫩、易消化的食物。每餐进食总量：蛋白质 65～70 克，脂肪 55～60 克，碳水化合物 260～270 克 • 少量多餐，每天至少 6 餐，每 2～3 小时进餐一次 • 常见的流质饮食：米汤、肉汤、蛋汤、鱼汤、豆浆、奶类、果蔬汁、奶粉、蛋白粉等

（二）进餐前的准备

◎ 创造愉快的进食氛围

尽量离床到餐桌就餐。

家人陪老人一同进餐，保持愉快进餐心情。

饮食注重色、香、味，促进老人食欲。

身体许可时，尽量保持与家人相同的菜谱。

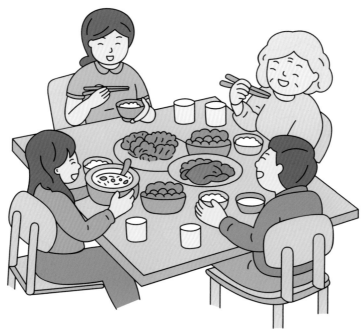

◎ 餐前口腔训练

进餐前适当进行口舌运动，增加口舌的裹饭能力，使食物形成饭团，易于吞咽。

舌运动训练

1 舌重复地伸出和缩回。

2 舌在口内快速地左、右移动。

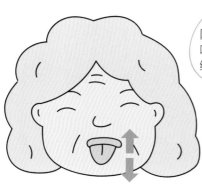

阿姨，下面跟着我做啊，将舌头伸出来、缩回去，继续做……

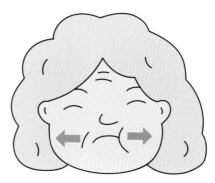

舌头向左移动、再向右移动，重复数次

③ 舌头围绕口唇做环形运动。

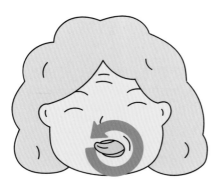

舌头在嘴巴里面打转，多转几次

④ 让年长者迅速准确地说出："啦啦啦""卡卡卡""卡啦卡"，反复数次。

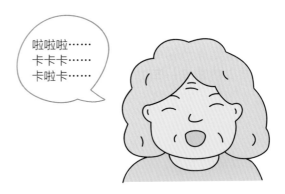

啦啦啦……
卡卡卡……
卡啦卡……

唇和上、下颌训练

① 反复做张嘴、闭嘴动作。

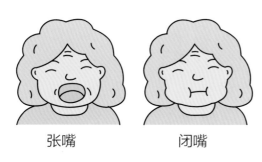

张嘴　　　　　闭嘴

② 上、下唇用力紧闭数秒钟，再松弛。

阿姨，跟我做，张嘴、闭嘴，继续……

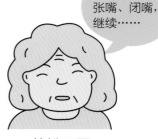

紧闭双唇　　　　放松双唇

③ 反复做上、下唇噘起、再松弛动作。

阿姨，来噘嘴、放松，继续……

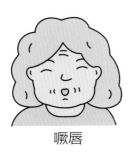

噘唇　　　　　松唇

④ 快速地反复做张嘴、闭嘴动作，重复数次；尽快说："吗吗吗"，休息后再重复。

吗吗吗……

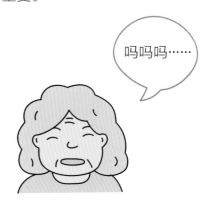

味觉刺激训练

　　用棉棒蘸取味道不一样的果汁、菜汁或者其他口味的液体，如酸（食用醋）、甜（白糖）、苦（药片）、辣（辣椒）等。这种味觉刺激训练可刺激年长者的舌面味觉，增强味觉敏感性，且增加食欲。

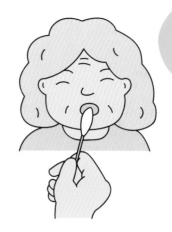

阿姨，这是什么味道啊？

◎ 适合老人使用的餐具

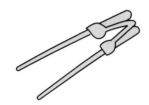

进食辅助筷

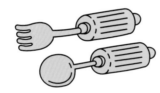

树脂勺叉

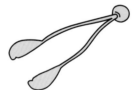

汤匙筷

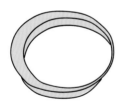

勺形碗

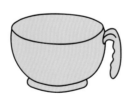

带柄辅助餐碗

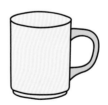

带柄水杯

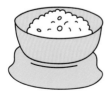

防滑吸盘

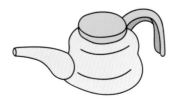

长者专用喂水壶

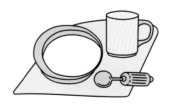

防滑垫

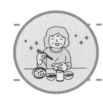 # 饮食照护的操作

（一）长者进食、进水体位摆放要求

　　长者进食、进水要注意体位，姿势不良不利于顺利进食。长者的坐姿、餐桌、椅子高度、照护者喂食时的位置等，要适合长者进食。根据长者的身体状况，进食的体位有：坐位、半卧位等。

◎ 坐位

　　餐桌椅坐位：长者面对餐桌，坐在椅子上，双腿自然踏地，后背适当衬垫软枕，餐桌与长者之间距离适宜。

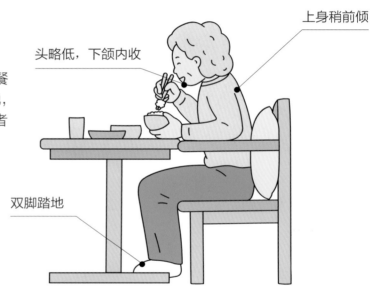

头略低，下颌内收

上身稍前倾

双脚踏地

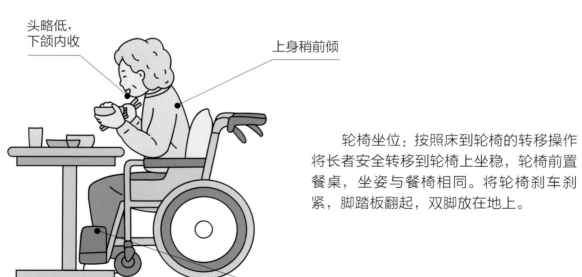

头略低，下颌内收

上身稍前倾

轮椅坐位：按照床到轮椅的转移操作将长者安全转移到轮椅上坐稳，轮椅前置餐桌，坐姿与餐椅相同。将轮椅刹车刹紧，脚踏板翻起，双脚放在地上。

轮椅脚踏板翻起，双脚放在地上

床上坐位：长者坐于床上，背部、膝下垫软枕，保持体位稳定、舒适，盖好盖被，取餐桌放于长者面前。

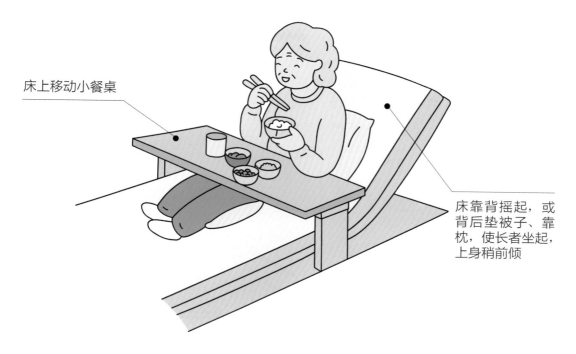

床上移动小餐桌

床靠背摇起，或背后垫被子、靠枕，使长者坐起，上身稍前倾

◎ 半卧位（适用于半失能或全失能的长者）

照护人员摇高床头至 30 ～ 45 度（如无摇床，可用靠垫或被子使长者靠起），在长者膝下垫软枕，保持其身体稳定。使长者头偏向一侧，取餐桌放于长者面前。

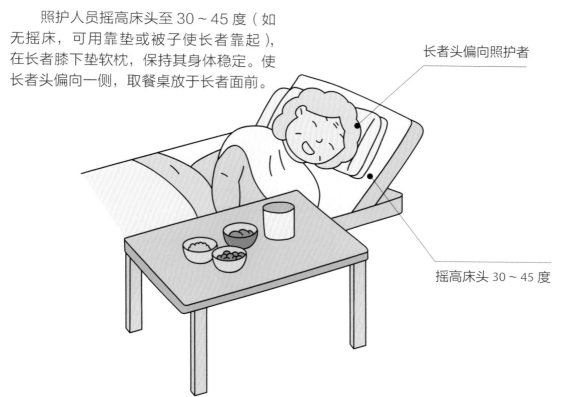

长者头偏向照护者

摇高床头 30 ～ 45 度

（二）进食照护

◎ 物品准备

　　餐具消毒（碗、勺、水杯、吸管）、食物（饭、菜、汤、饮用温开水装入餐具中）、餐巾、毛巾或者纸巾、小餐桌、牙刷等。食物要软烂、细嫩，避免大块食物，温度以40～45℃为宜。

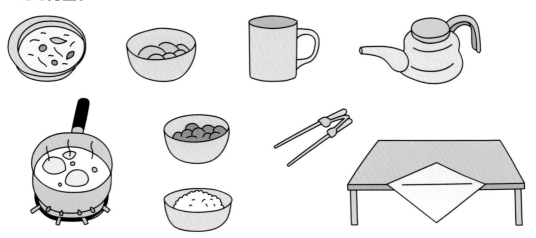

◎ 安置进食体位

　　携用物到床边，摇高床头（或垫高上半身），为长者取坐位或半卧位，头偏向一侧，放置小餐桌，将食物（水杯、米饭、菜）放到小餐桌上。

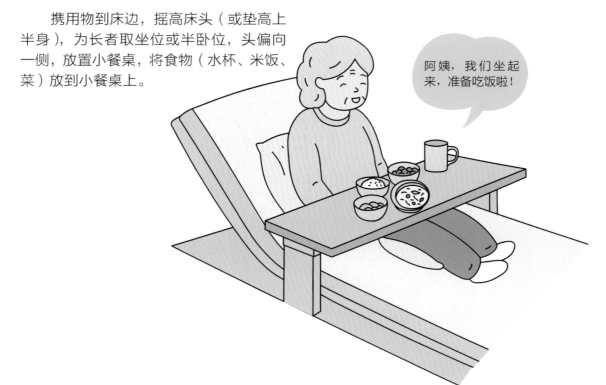

阿姨，我们坐起来，准备吃饭啦！

◎ 自主进食、进水（坐位）

围好餐巾或毛巾，试食物、水的温度合适，将食勺放入长者手中。

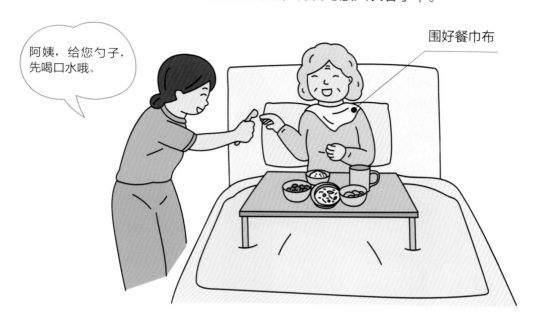

◎ 协助喂食、喂水（半卧位）

① 围好餐巾或毛巾，试食物和水温度
合适，用吸管给长者先喝口水湿润
一下口腔。

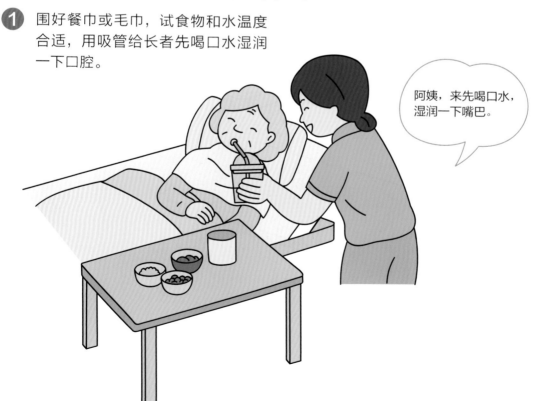

2 再用食勺喂小口固体食物，叮嘱长者进餐时细嚼慢咽。等长者咽下，照护者观察老人口腔无食物后再喂第二口。

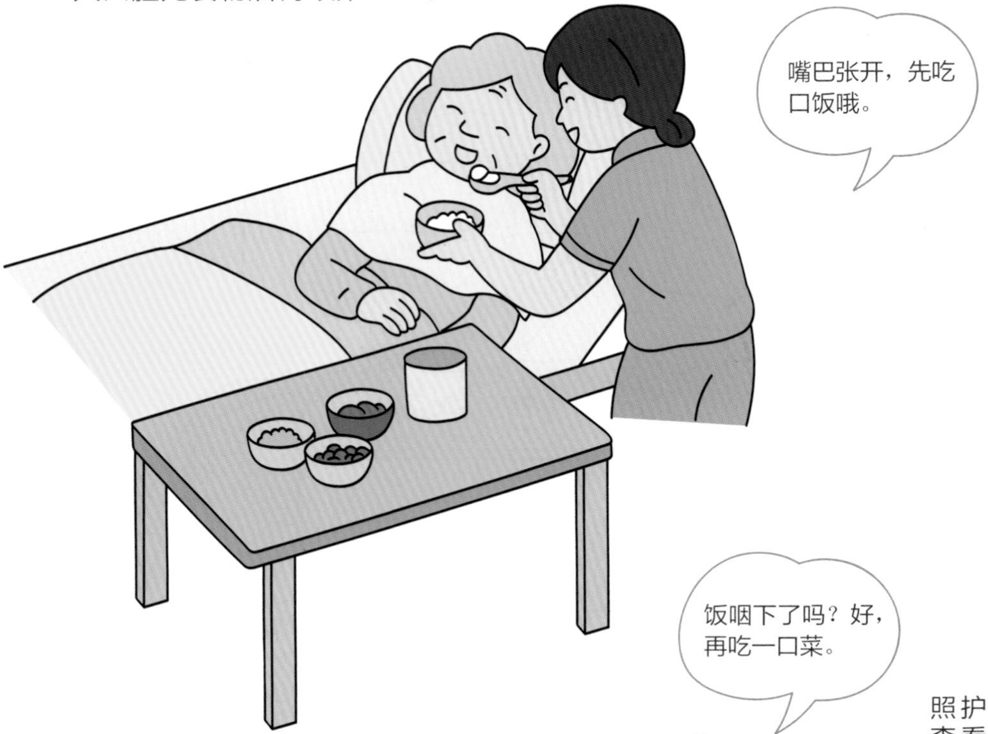

嘴巴张开，先吃口饭哦。

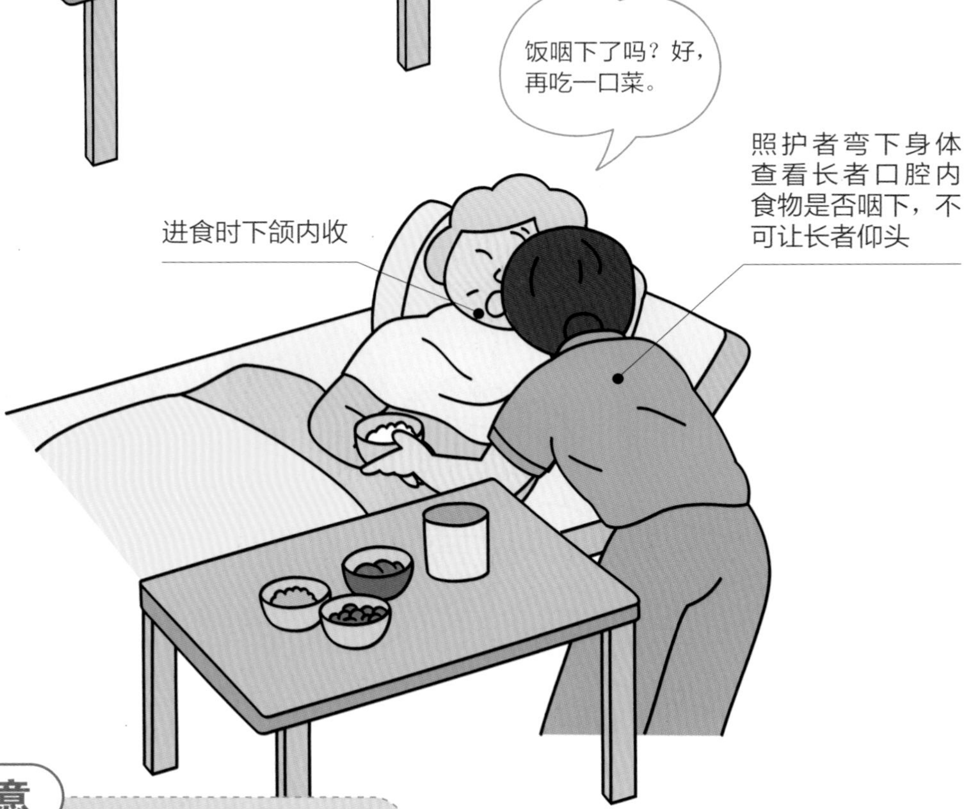

饭咽下了吗？好，再吃一口菜。

进食时下颌内收

照护者弯下身体查看长者口腔内食物是否咽下，不可让长者仰头

！请注意

1. 不要催长者。
2. 不要边进食边讲话，以免发生呛咳。
3. 固态与液态食物轮流喂食。

3 对偏瘫的长者，食勺送入口腔的健侧。食勺尽量往舌根部送，喂汤时从唇边送入。

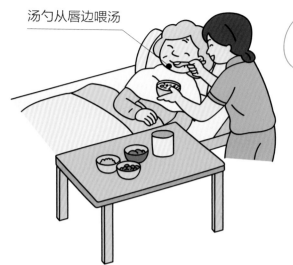

汤勺从唇边喂汤

阿姨，
喝口汤吧！

> **！请注意**
>
> 偏瘫长者须从健侧喂食。

4 进食、进水结束后，长者保持原体位 30 ~ 60 分钟再躺下，防止食物反流导致呛咳或窒息。

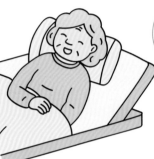

阿姨，饭吃完了，我们要坐半小时再躺下哦。

饮食照护小贴士

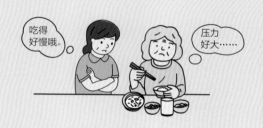

吃得好慢哦。

压力好大……

1 进食时，应少量慢食，注意一口量，鼓励长者细嚼慢咽。

2 避免进食过硬、过大、过滑、黏性、圆形的食物，特别是有义齿的长者。

3 咀嚼吞咽时不要说话和大笑，未完全吞咽食物时，不要急于喂下一口。

4 用餐过程中注意观察长者的坐姿、用餐时状态、情绪等，谨防误吸和噎食。

5 进食结束后，长者保持原体位 30 ~ 60 分钟再躺下；此期间避免剧烈翻身和拍背。

6 照护者喂食时动作轻柔，喂食完成后，须检查长者的口内食物是否全部咽下。

第八章

移动照护篇

　　失能长者的照护是非常耗费精力和体力的，特别是长期卧床的长者，吃、喝、拉、撒、睡等生活都只能在床上完成，如何给长者床上翻身？如何进行床椅间的转移？怎么照护才最省力……这一系列的照护过程蕴含着很多照护技巧，学会照护技巧，可以让照护变得轻松省力，可以让长者感觉舒适和安全。

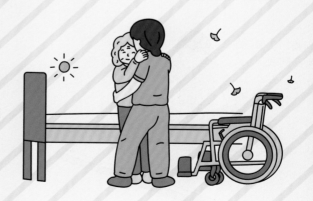

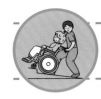

翻身和移动

（一）协助床上翻身

协助翻身动作可以分解成：移枕头、抱胸屈膝、偏头推膝盖抬肩膀这 3 个步骤，按照这 3 个分解步骤，协助翻身就轻松完成了。

1 移枕头：照护者站在长者床的一侧，将枕头移向翻身的一侧。

> 阿姨，我们准备翻身了，请抬一下头哦。

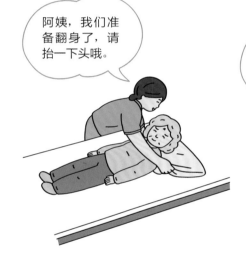

2 抱胸、腿屈膝：嘱（协助）长者双臂屈肘抱胸（或放在肚子上），双腿自行屈膝，小腿立起。

> 我们把两手抱着放在肚子上，把膝盖立起来哦。

协助立膝盖时，照护者一手伸到膝盖下方，另一手扶住脚底

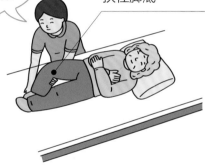

3 偏头推膝盖抬肩膀：嘱长者头偏向对侧，照护者右手放在长者膝部向对侧推，使膝盖倒向左侧，左手同步抬起长者右肩向左侧翻。

> 阿姨，头偏向左侧哦。

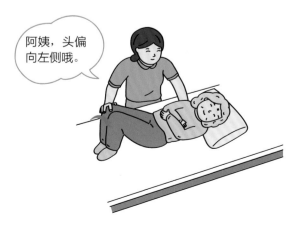

4 调整舒适体位：长者侧卧，30～45度为宜，一手放于胸前，另一手放于枕旁；嘱（协助）下腿稍伸直，上腿弯曲，在两膝之间、后背和胸前放置软枕，使长者感到舒适。

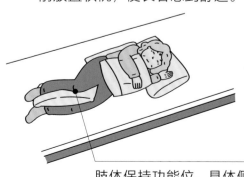

肢体保持功能位，具体侧卧位置以长者感到舒适为宜

（二）协助部分失能长者移向床头

长期卧床的长者，时常会滑到床尾，需要照护者帮助移向床头。移向床头动作分解：枕头立于床头、手肘撑床双腿屈膝、抱肩托臀上移。

1 枕头立于床头：照护者站在长者床的右侧或健侧，将枕头立于床头。

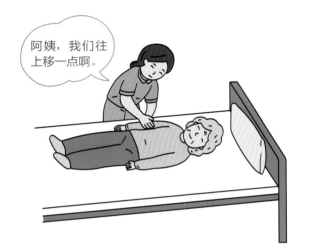

2 手肘撑床双腿屈膝：嘱（协助）长者仰卧，双腿屈膝，小腿立起双脚蹬床面，双手肘撑床或握住床头档借力。

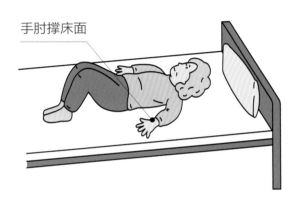

3 抱肩托臀上移：护理者一手从长者肩颈下穿过抱住对侧肩膀，另一手在臀部提供助力，嘱长者抬头，告诉长者"1、2、3"手脚同时用力，与老人同步使其上移。

4 将枕头放在长者头下，调整至舒适体位，盖好盖被，整理好床单位。

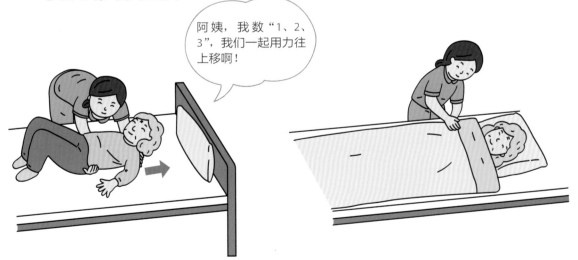

（三）协助移向床旁

协助长期卧床的长者起床时，需先向床旁移动。移向床旁的动作：屈肘抱胸屈膝、抱肩托臀、移向床旁。

1 屈肘抱胸屈膝：照护者站在长者床的一侧，（协助）长者双臂屈肘抱胸（或放在肚子上），双腿自行屈膝，小腿立起。

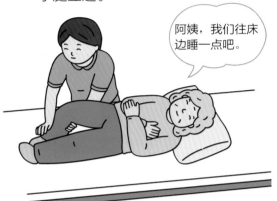

> 阿姨，我们往床边睡一点吧。

2 抱肩托臀：照护者一手从长者骶尾部穿过，手指扣住髂前上棘，另一手从肩颈下穿过，抱住对侧肩膀。

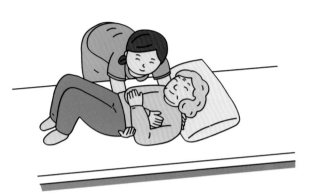

3 移向床旁：嘱长者抬头，照护者双膝部以床为支点，臀部下沉，带动双臂使长者身体向床边移动。

> 阿姨，别害怕啊，我们开始移动了。

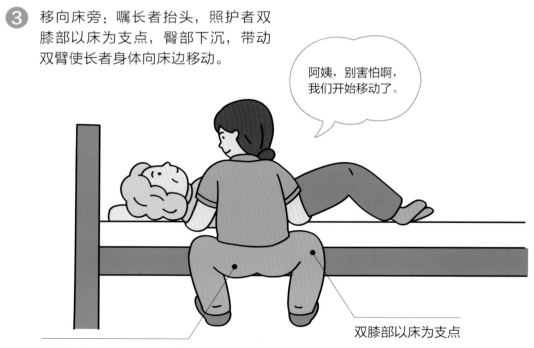

双膝部以床为支点

臀部下沉，带动双臂外移

（四）使用移位布移动

　　照护长期卧床的长者，特别是体重较重者时，使用移位布移动可以减轻照护者的负担。移位布使用动作：铺移位布于长者身下、枕头立于床头、屈肘抱胸屈膝、移向床头或移向床旁。

1 铺移位布于长者身下：照护者站在长者床的右侧或健侧，将长者翻转成侧卧位（见侧卧位翻身），铺移位布于床上（铺在长者头肩部至臀部的部位）。

2 枕头立于床头：让长者仰卧在移位布上，将枕头立于床头。

阿姨，翻过身来垫个移位布啊。

3 屈肘抱胸屈膝：协助长者双手抱胸或放在肚子上，双腿屈曲（瘫痪长者两脚踝重叠）。

双手抱胸，膝盖屈起来。

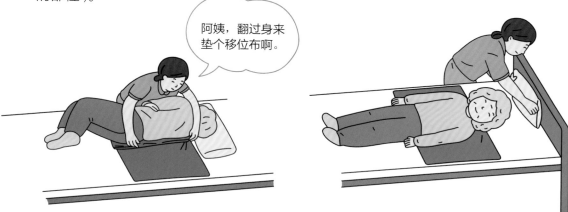

瘫痪长者两脚踝重叠

4 移向床头：照护者嘱长者抬头，同时两手扶持其腰部向床头推长者。

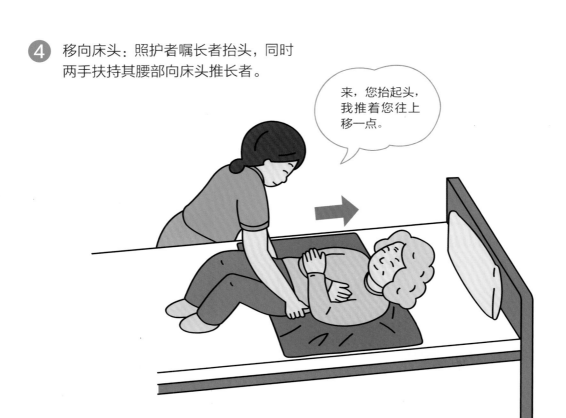

5 移向床旁：一手置于长者肩部，另一手扶臀部，向远侧平推移动长者。

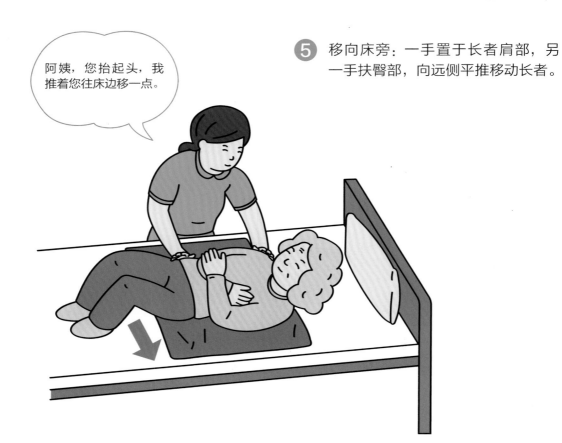

（五）使用床单法翻身

　　居家照护时，长者若卧于宽大的床上，翻身多有不便，可使用家中的床单来进行翻身移动。床单翻身移动动作：床单对折铺于长者身下、屈肘抱胸双脚交叠、拉向床旁、抬起侧卧。

❶ 长者侧卧，床单纵向对折，横铺，垫在长者身体下方的床上。

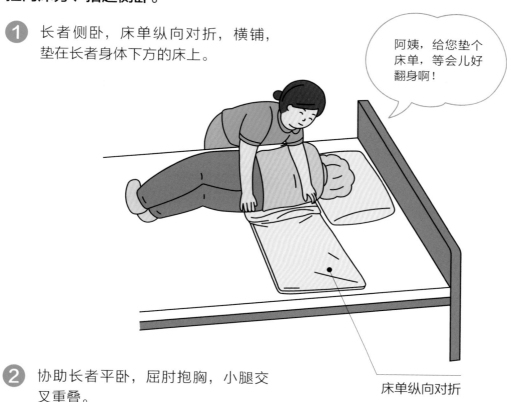

> 阿姨，给您垫个床单，等会儿好翻身啊！

床单纵向对折

❷ 协助长者平卧，屈肘抱胸，小腿交叉重叠。

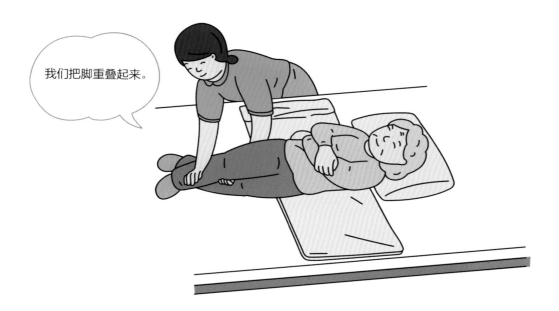

> 我们把脚重叠起来。

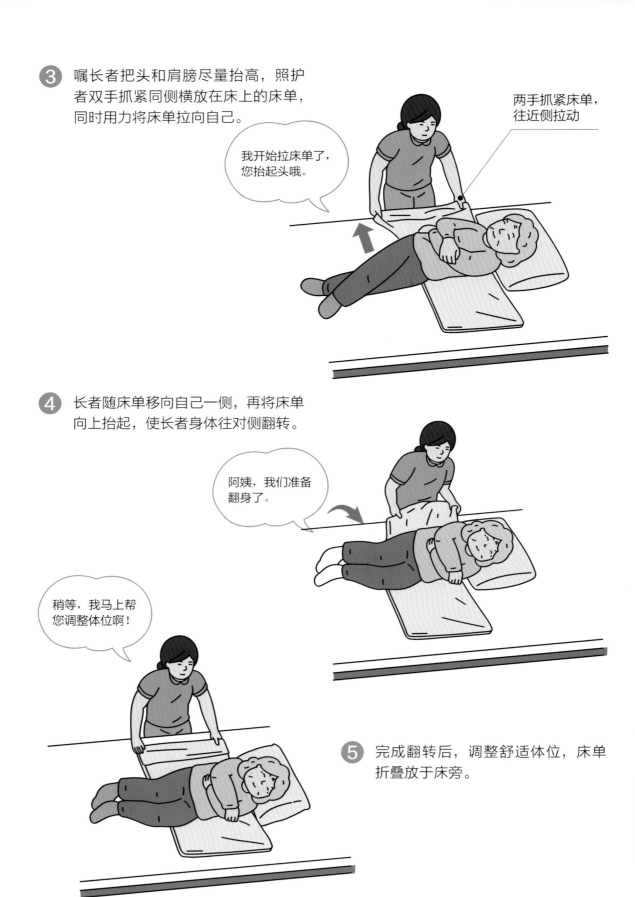

❸ 嘱长者把头和肩膀尽量抬高，照护者双手抓紧同侧横放在床上的床单，同时用力将床单拉向自己。

两手抓紧床单，往近侧拉动

我开始拉床单了，您抬起头哦。

❹ 长者随床单移向自己一侧，再将床单向上抬起，使长者身体往对侧翻转。

阿姨，我们准备翻身了。

稍等，我马上帮您调整体位啊！

❺ 完成翻转后，调整舒适体位，床单折叠放于床旁。

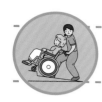

坐卧和出行

（一）协助床上半坐位

◎ **护理摇床**

① 长者仰卧，照护者先摇起床头支架成 30 ~ 50 度。

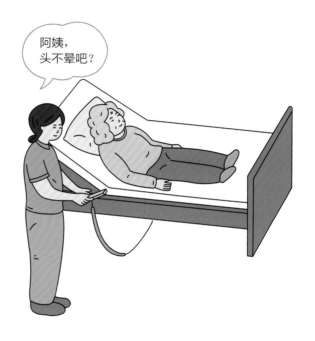

阿姨，头不晕吧？

② 再摇起膝下支架（防止身体下滑），必要时在床尾置一软枕以免长者足部触及床档。

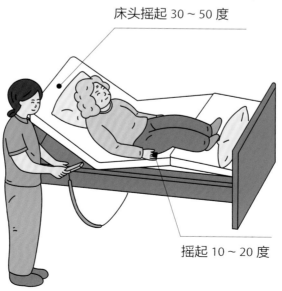

床头摇起 30 ~ 50 度

摇起 10 ~ 20 度

◎ 一般家庭床

1 照护者站在长者的一侧或健侧，一手环抱长者的肩膀，一手撑床或扶着髋部，环抱肩膀的手臂向上用力，将长者上身抬起来。

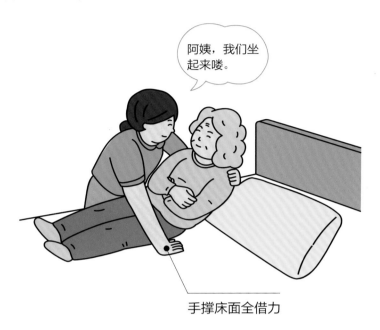

> 阿姨，我们坐起来喽。

手撑床面全借力

2 待长者上半身坐起后，迅速在背后垫上 3～4 只靠枕，让长者靠着。必要时在膝下和床尾置一软枕，以防身体下滑和长者足部触及床档。

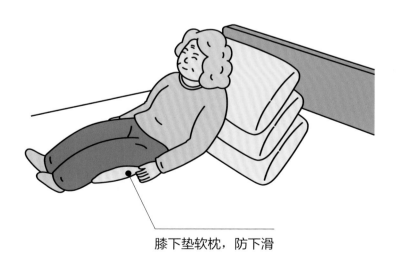

膝下垫软枕，防下滑

（二）协助侧卧坐起和站立

照护长者时，经常需要协助长者从床转移坐到椅子、沙发或轮椅上，利用人体力学的方法来协助长者起身和站立，会达到事半功倍的效果。

协助坐起和站立的步骤：翻身侧卧双腿下垂、借力支点抬起上身、调整坐位双脚踩地、膝盖贴膝盖、长者抱住照护者的脖子，照护者身体后倒，直立站起。

1 翻身侧卧双腿下垂：协助长者面向照护者侧睡，将双下肢垂放到床边。

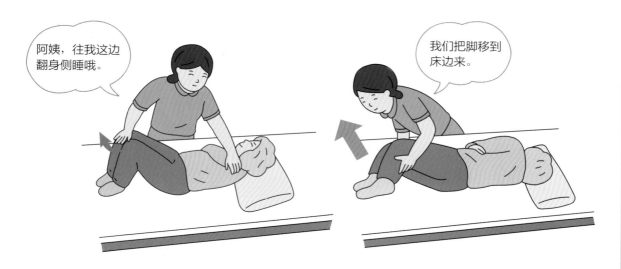

2 借力支点抬起上身：照护者一手环抱长者的肩膀，一手压住长者的手肘部，以肘部为支点（支点1），再以臀部为支点（支点2）让长者坐起，同时双脚触地。

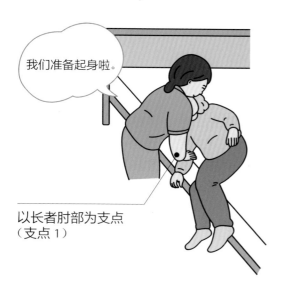

以长者肘部为支点
（支点1）

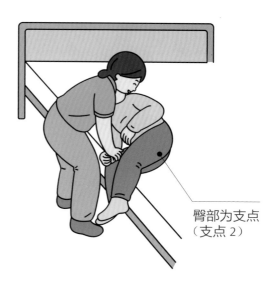

臀部为支点
（支点2）

127

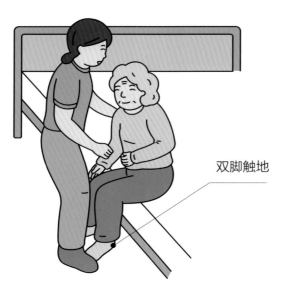

双脚触地

③ 调整坐位双脚踩地：使长者臀部移坐于床边，双腿自然下垂，双脚踩地。观察和询问长者感觉，如有无头晕等不适；适应 30 秒后再动。

臀部移坐床边

阿姨，头晕吗？我们坐一会再站起来哦。

双脚踩地面

我们准备站起来哦！

④ 膝盖贴膝盖：照护者站在长者面前，一侧膝盖贴住长者膝盖，另一脚放在侧后方的位置，微微屈膝呈弓步，作为站立起身的支点。

⑤ 环抱长者：长者双手（或单手）环抱住照护者脖颈，肩部紧贴照护者肩部，照护者双手从其腋下穿过，环抱住长者的后背或腰部，两人的身体之间保留适当距离。

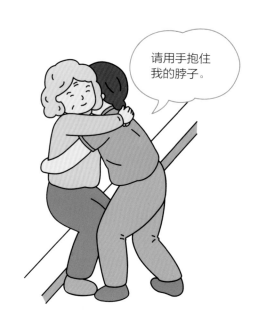

请用手抱住我的脖子。

阿姨，我们一起站起来！

⑥ 直立站起：照护者顶长者（患侧）膝盖，身体稍向后倾，此时长者的身体自然被顺势拉向前倾，再向上站起，接着协助长者站稳。

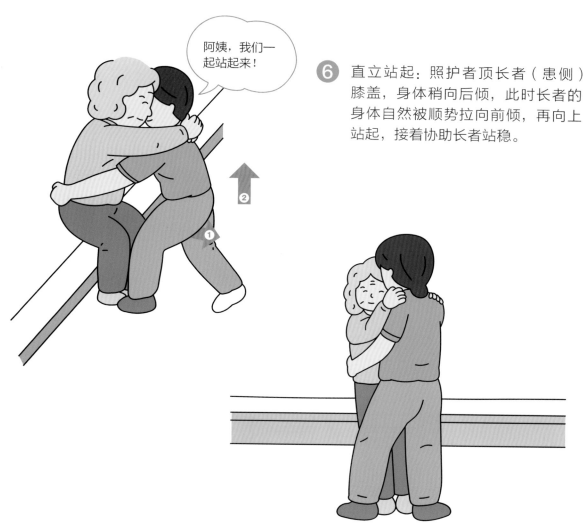

（三）床与轮椅的转移

虚弱和腰腿无力的长者经常需要轮椅来帮助转移和代步，照护者需要在床和轮椅之间转移长者。

◎ 床到轮椅

1 轮椅准备及性能检查：检查轮椅完好，推至床尾，与床形成 30 ~ 45 度或轮椅靠背与床尾平齐，制动，抬起脚踏板。

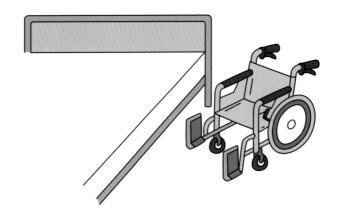

2 起床站立向轮椅转身：协助长者起床站立后，稍停顿 30 秒左右，询问长者有无头晕等不适；照护者转身将自己的足部向轮椅方向移动，同时带动长者身体转身，同侧足部（健侧）移向轮椅。

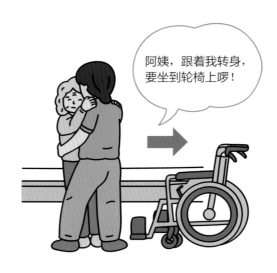

阿姨，跟着我转身，要坐到轮椅上啰！

3 接着让长者右脚移向轮椅，再将另一只脚向轮椅移动。

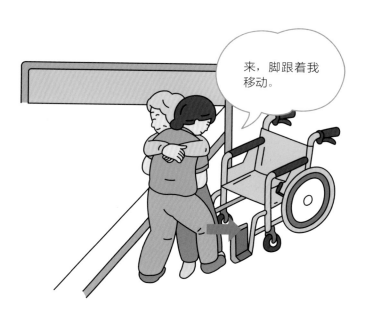

4 放低腰部落坐轮椅：照护者用膝部确定轮椅的位置，把自己的腰部落下来，重心慢慢从前脚转移到后脚的同时，让长者的上身向前倾向自己。

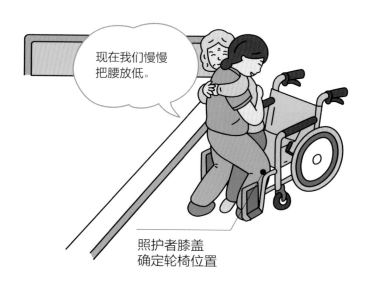

照护者膝盖
确定轮椅位置

131

5 慢慢将长者臀部放到轮椅座位上，
后背靠到椅背上。

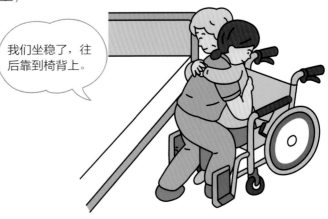

6 调整坐姿系安全带：照护者转到轮
椅后方，双手从长者的腋下穿到前
方，协助长者抬起臀部向轮椅后方
移动。

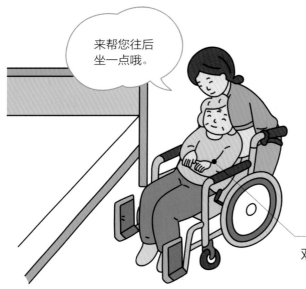

双手从长者的腋下穿到前方

7 为长者系安全带，协助长者将双脚
放在脚踏板上，盖上毛毯。

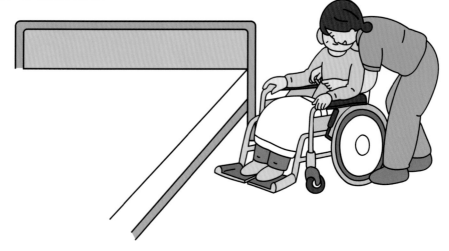

◎ 轮椅到床

1 轮椅置床尾并制动：轮椅推至床尾，与床形成合适的角度，制动，抬起脚踏板将长者的双脚放到地面。

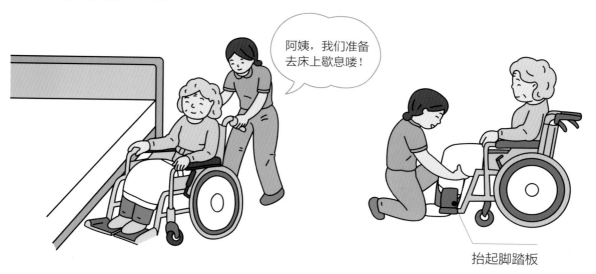

抬起脚踏板

2 弓步屈膝贴长者膝盖：照护者站在长者面前，一侧膝盖贴住长者膝盖，另一脚放在侧后方的位置，微微屈膝呈弓步，作为站立起身的支点。

弓步屈膝，与长者膝盖相贴

3 环抱长者腰背站起：长者双手或单手环抱住照护者脖颈，肩部紧贴照护者肩部；照护者双手从其腋下穿过，环抱住长者的后背或腰部，身体稍向后倾，再向上站起。

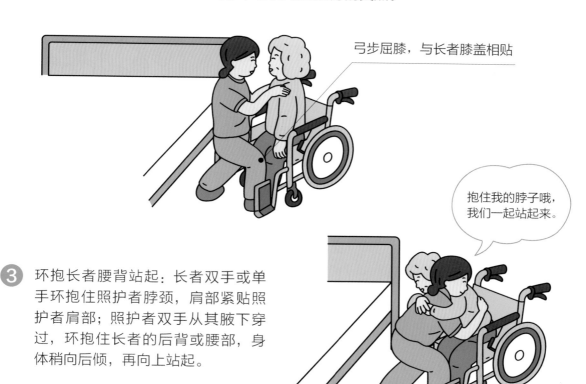

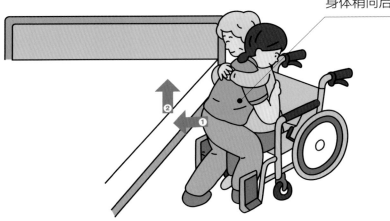

身体稍向后倾再向上站起

④ 转动身体移到床边：照护者转身将自己的一脚向床的方向移动，带动长者身体和同侧脚（健侧）转动，移向床边，继而将另一只脚向床移动。

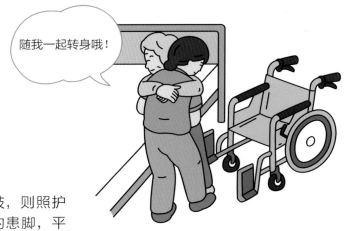

随我一起转身哦！

⑤ 如若长者的另一侧为患肢，则照护者用自己的脚紧贴长者的患脚，平移带动。

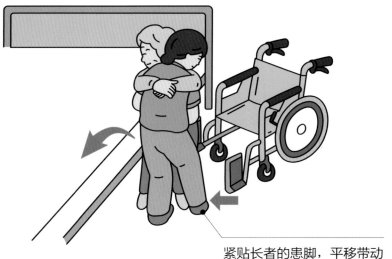

紧贴长者的患脚，平移带动

6 放低腰部落坐床边：照护者用膝部确定床沿的位置，把自己的腰部落下来，重心慢慢从前脚转移到后脚的同时，让长者的上身向前倾向自己；再慢慢将长者的臀部放到床边上坐稳。

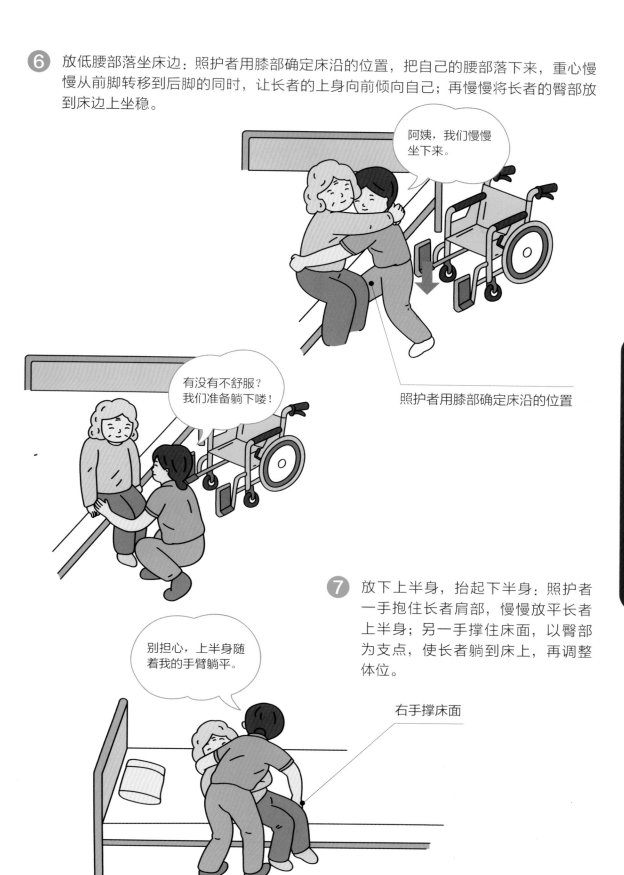

阿姨，我们慢慢坐下来。

照护者用膝部确定床沿的位置

有没有不舒服？我们准备躺下喽！

别担心，上半身随着我的手臂躺平。

7 放下上半身，抬起下半身：照护者一手抱住长者肩部，慢慢放平长者上半身；另一手撑住床面，以臀部为支点，使长者躺到床上，再调整体位。

右手撑床面

（四）轮椅移动

　　照护者在使用轮椅照护长者时，如果用法不当，可能造成摔落跌倒等意外事件。正确地操作轮椅，使乘坐者安全舒适，是每一个照护者必须遵循的原则。

◎ 轮椅前行

　　长者的双手放在轮椅扶手上，双脚放在脚踏板上，松开刹车后稳步推行。

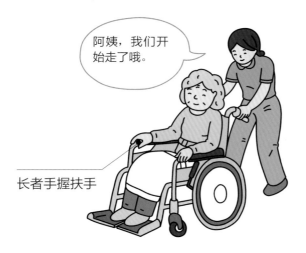

长者手握扶手

> **！请注意**
>
> 注意安全，不要突然加速、紧急刹车、突然转弯。

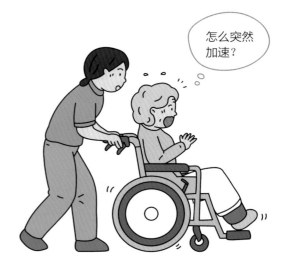

◎ 轮椅上下坡

❶ 上坡时：照护者眼睛看着行进方向，身体微微前倾，踏稳步伐，推着轮椅缓缓爬坡。

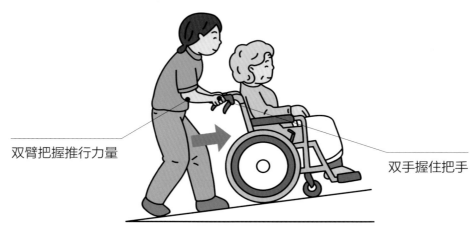

双臂把握推行力量

双手握住把手

2 下坡时：为了不让长者心生恐惧，可将轮椅缓慢倒退下坡，全程手握刹车，随时观察身后情况。

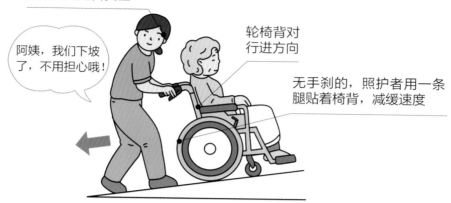

倒退时向后看，观察行进方向是否安全

阿姨，我们下坡了，不用担心哦！

轮椅背对行进方向

无手刹的，照护者用一条腿贴着椅背，减缓速度

◎ 轮椅上下台阶

1 上台阶时：轮椅正对台阶停下，踩下后倾杆，轮椅后倾、前轮翘起前推。

前轮越过台阶，后轮碰到台阶停下，稍抬高把手向前推轮椅，过台阶后继续。

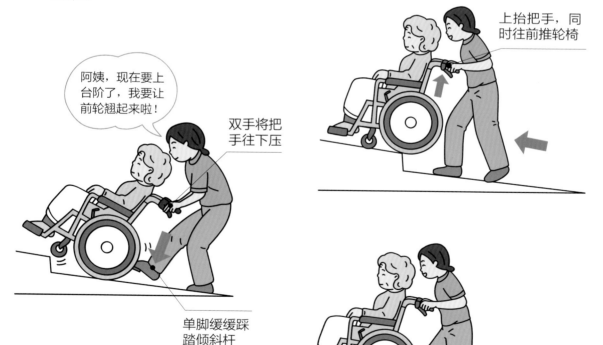

阿姨，现在要上台阶了，我要让前轮翘起来啦！

双手将把手往下压

单脚缓缓踩踏倾斜杆

上抬把手，同时往前推轮椅

2 下台阶时：调转轮椅方向，腿部贴扶着椅背稳步倒退下行；后轮下台阶后，脚踏后倾杆让前轮翘起，继续后退使前轮下台阶。

向后看，观察行进方向是否安全

我们下台阶了，我要将轮椅后倾一点哦。

轮椅背对着行进方向，照护者腿贴着椅背作为支撑

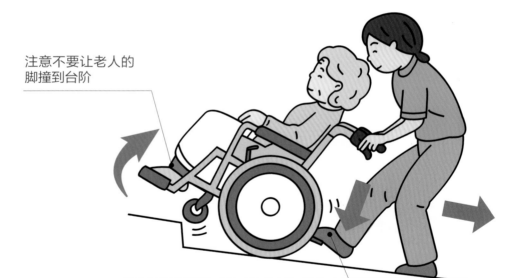

注意不要让老人的脚撞到台阶

后轮先下台阶，之后单脚踩踏倾斜杆，翘起前轮

！ 安全和提示

上、下台阶时轮椅后倾、翘起等会引发长者恐惧，注意事先语言提醒，动作轻柔，并注意缚好安全带。

◎ 轮椅进出电梯

1 轮椅进出电梯时，应将前轮翘起，以免前轮被卡在缝隙间。进电梯时，长者先进电梯，便于通过电梯镜面观察长者情况；照护者手扶轮椅，让前轮翘起，进电梯后固定刹车。

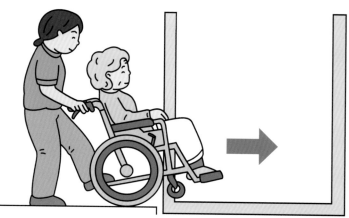

2 出电梯时，照护者手扶轮椅背对电梯门，先出电梯，前轮到达电梯门时翘起。

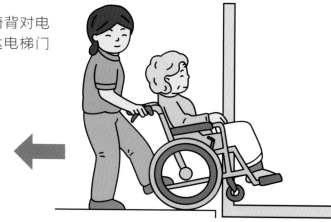

◎ 轮椅进出狭窄门

轮椅进出狭窄的门前，应将长者的双手置于其腿上，以免碰伤。

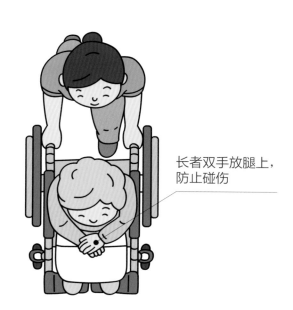

长者双手放腿上，防止碰伤

（五）良肢位的摆放

偏瘫早期，将长者患侧肢体置于抗痉挛体位，可以预防和减轻偏瘫肢体的肌痉挛，称之为良肢位。

◎ 仰卧位

1 头部垫薄枕，面部朝向患侧。

2 患肩和上肢下垫一长枕；肩部上抬前挺，防止肩胛骨向后挛缩；上臂旋后外展；肘腕关节伸直；掌心向上，手指伸展。

3 患肢膝关节稍垫起使微屈并向内，踝处中立位，即足尖向上。

4 患髋下垫枕，髋向内旋；患侧臀部、大腿外侧下垫枕，长度足以支撑整个大腿外侧，防下肢外旋。

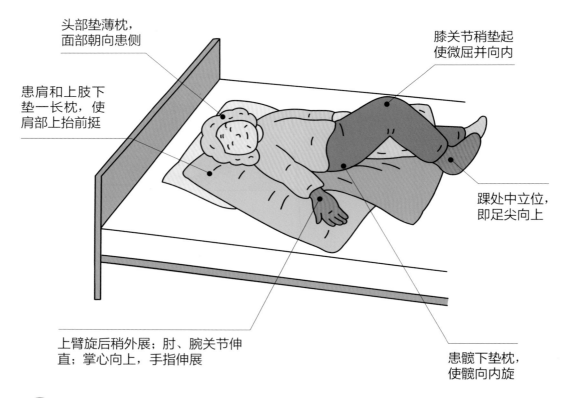

头部垫薄枕，面部朝向患侧

患肩和上肢下垫一长枕，使肩部上抬前挺

膝关节稍垫起使微屈并向内

踝处中立位，即足尖向上

上臂旋后稍外展；肘、腕关节伸直；掌心向上，手指伸展

患髋下垫枕，使髋向内旋

> **！ 仰卧位缺点**
>
> 仰卧位易引起皮肤、黏膜压力性损伤，易受紧张性颈反射的影响，激发异常反射活动。尽量少用仰卧位，只是作为翻身的过渡体位。

◎ 健侧卧位

健侧在下，患侧在上，该体位为患者最舒适的体位。
健侧上肢怎么舒适怎么放，健侧下肢取膝关节略屈曲，髋关节伸直位。

1 照护者站在长者的健侧，将枕头移向健侧。

2 协助长者双臂屈肘，手放在肚子上，健手抱住患手，用健腿钩住患腿，并屈膝使小腿立起。

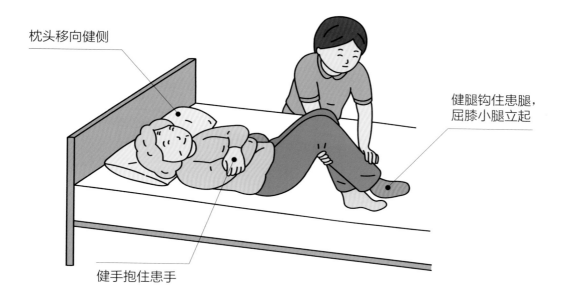

枕头移向健侧

健腿钩住患腿，屈膝小腿立起

健手抱住患手

3 嘱长者头偏向自己这侧，一手放在长者患侧膝部，将膝盖扳向自己；另一手同步抬起长者患肩，顺势扳向自己，至健侧卧位。

往我这边翻身哦。

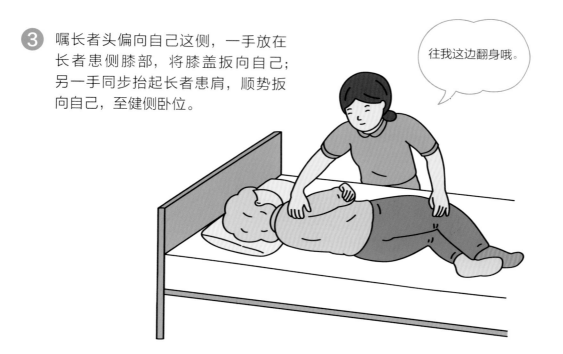

4 在长者胸前放一软枕，患侧上肢向前平伸，放在胸前的枕头上，和躯干呈 90 ~ 130 度；前臂旋前；手指伸展、掌心向下。

患侧髋关节和膝关节前屈 90 度，置于另一软枕上。

患侧踝关节不能内翻悬在软枕边缘，以防足内翻下垂。

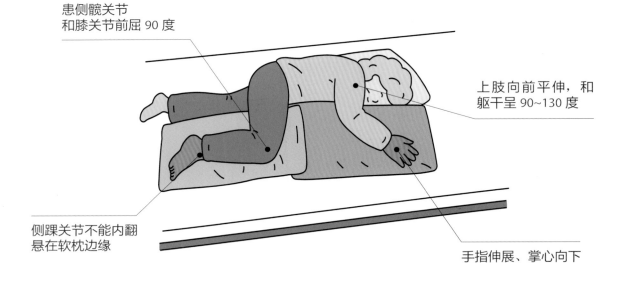

患侧髋关节和膝关节前屈 90 度

上肢向前平伸，和躯干呈 90~130 度

侧踝关节不能内翻悬在软枕边缘

手指伸展、掌心向下

◎ 患侧卧位

患侧在下、健侧在上，该体位可以保持对偏瘫侧的刺激，而且可以预防痉挛，促进早期出现正常分离运动，故推荐采用。但要避免姿势不对导致肩关节压迫。

1 照护者站在长者的患侧，将枕头移向患侧，松开盖被。

2 协助长者双臂屈肘手放在肚子上，健手抱住患手，协助长者用健腿钩住患腿，并屈膝小腿立起。

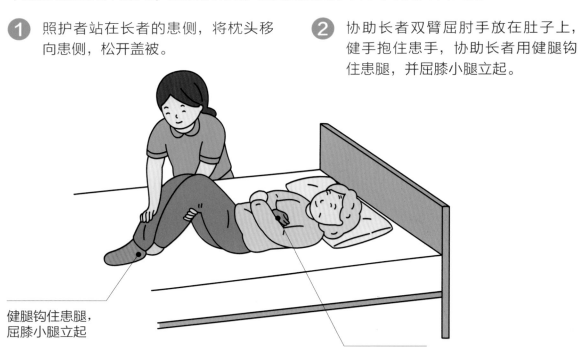

健腿钩住患腿，屈膝小腿立起

健手抱住患手

③ 嘱长者头偏向自己这侧，一手放在长者患侧腰部，膝盖扳向自己，另一手同步抬起长者患肩，顺势扳向自己至患侧卧位。

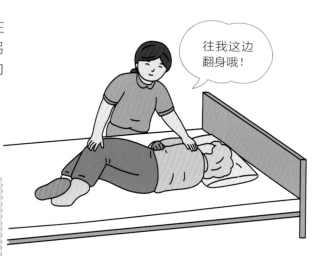

往我这边翻身哦！

! 请注意

床较窄时，可先将长者的身体向健侧的床边平移，再进行翻身侧卧，以使长者侧卧于床的中间。

④ 将患肩向前拉出以避免受压和后缩，患臂前伸，前臂外旋，掌心向上，手中不应放置任何东西。

⑥ 患侧下肢轻度屈曲，髋关节略后伸，膝关节略屈曲，放置舒适；健侧腿屈髋屈膝向前放于长枕上，呈迈步状态；患侧踝关节置于屈曲 90 度，防止足下垂。

⑤ 健侧上肢放在身上或后边的软枕上，避免放在身前，以免因带动整个躯干向前而引起患侧肩胛骨后缩。

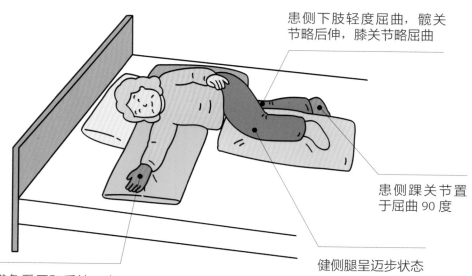

患侧下肢轻度屈曲，髋关节略后伸，膝关节略屈曲

患侧踝关节置于屈曲 90 度

健侧腿呈迈步状态

患肩向前拉出以避免受压和后缩，患臂前伸，前臂外旋，掌心向上，手中不应放置任何东西

◎ 床上坐位

　　长者床上坐位时，背部须挺直，臀部呈 90 度坐位，上肢放在可调节的小桌子上，上置一枕头。

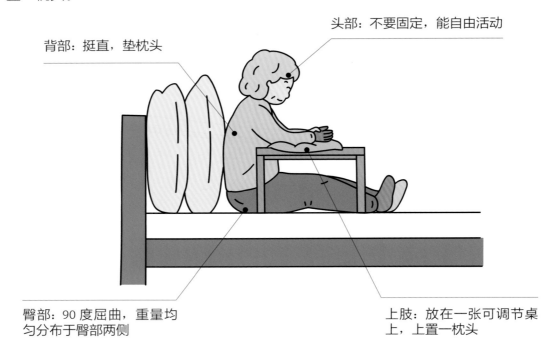

背部：挺直，垫枕头

头部：不要固定，能自由活动

臀部：90 度屈曲，重量均匀分布于臀部两侧

上肢：放在一张可调节桌上，上置一枕头

◎ 椅上坐位

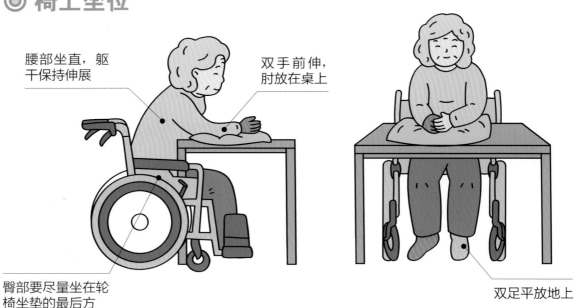

腰部坐直，躯干保持伸展

双手前伸，肘放在桌上

臀部要尽量坐在轮椅坐垫的最后方

双足平放地上

移动照护
小贴士

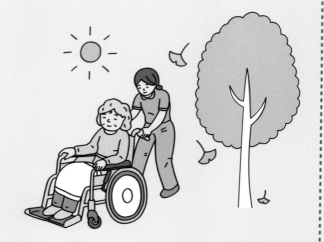

对于体弱和长期卧床的长者来说，离床活动是最好的运动。协助长者通过日常的起床、进食、排泄、入浴、散步等移动，或者轮椅外出扩大活动范围、视野，能够大大改善心情，激发生活欲望，提高生命质量。

移动照护注意事项

1 根据长者的身体状态，选择合适的移动照护方法：自力、部分协助、全照护。

2 移动照护前，妥善保护好伤口和导管。

3 移动照护时需做好安全防护，照护者不能离开长者，视线也不能离开，以免发生意外。

4 照护过程中注意最大限度地发挥长者残存的肢体功能，减轻废用性萎缩。

5 做每个动作前先出声提示，再采取行动；要不厌其烦地说到长者理解为止。

6 照护时避免过度肌肤接触，不可紧贴着长者的脸或身体说话。

7 使用轮椅前要检查轮椅的安全性能，掌握好轮椅助行的技巧。

8 照护者在照护时要善于使用节力技巧和节力照护工具。

第九章

医疗护理篇

　　高龄长者各系统功能衰退，居家时经常会出现各种身体问题，但由于长者机体反应能力下降，疾病往往隐匿而不易被发现，需要仔细观察和细心护理。

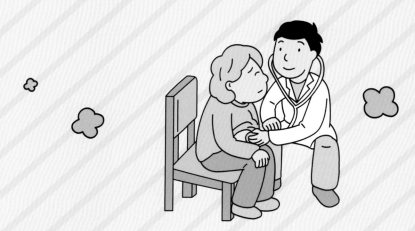

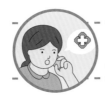 # 居家长者的医学观察

居家医学观察内容一般包括：体温、脉搏、呼吸和血压的测量与观察，血糖的测量与观察、胰岛素笔的注射、叩背排痰、皮肤压力性损伤的预防、居家氧疗、居家服药管理、居家鼻饲喂食、居家留置尿管的更换、居家热疗、居家冷疗方法等。

（一）测量体温

◎ 物品准备

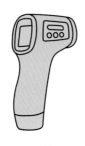
测温枪

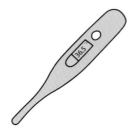
电子体温计

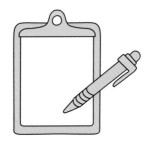
记录本、笔

测量口温

1 照护者洗手，取出体温计，检查感温头是否完好→酒精棉片擦拭消毒→按下开关→待显示屏显示 Lo℃、其中℃闪烁→开始测温。

2 长者坐位（卧位或半卧位），将体温计感温头部放长者舌下热窝处，嘱长者紧闭口唇，鼻子呼吸。待显示屏℃闪烁停止，表示测温完成。

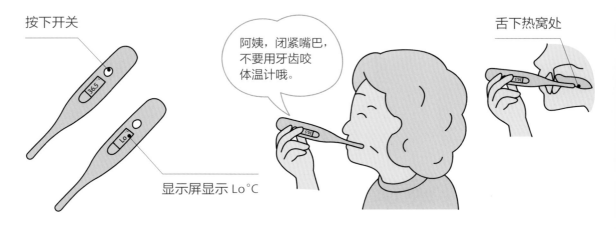

按下开关

显示屏显示 Lo℃

阿姨，闭紧嘴巴，不要用牙齿咬体温计哦。

舌下热窝处

测量腋温

1 检查感温头是否完好→酒精棉片擦拭消毒→按下开关→待显示屏显示"Lo℃"、其中"℃"符号闪烁→开始测温。

2 长者取合适的体位（卧位、半卧位、坐位），体温计感温头放于长者腋窝正中紧贴皮肤，测量时应擦干腋窝汗液，嘱长者屈肘抱胸夹紧。待显示屏"℃"符号闪烁停止，表示测温完成。

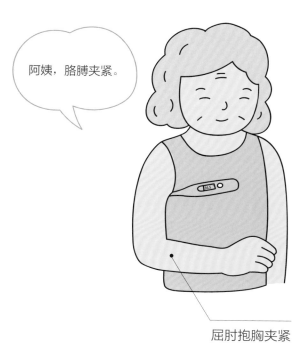

阿姨，胳膊夹紧。

屈肘抱胸夹紧

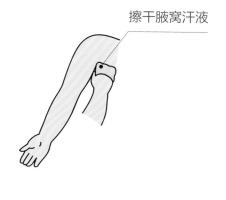

擦干腋窝汗液

读取度数，记录结果

1 取出体温计，认真读取数值。

2 判断体温是否正常，如感觉体温与长者状况不符，应重新测量。

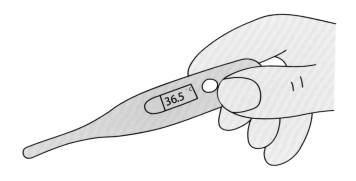

3 将体温数值正确记录在记录本上。如果体温有异常，需及时告知长者家属和护理站点负责人，及时就医，并做好相应的护理。

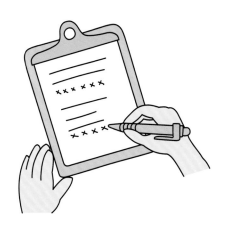

人体体温小贴士

体温的正常值范围

口腔温度：36.3 ~ 37.2℃
腋下温度：36.0 ~ 37.0℃
直肠温度：36.5 ~ 37.5℃（肛表测量）

　　体温可随年龄、性别、昼夜、活动等出现生理性变化，但波动范围一般不超过 1℃。

体温的测量时间

　　观察体温者，早晨 8 点、下午 3 点、晚上 8 点左右各测量一次为宜，连续测量几天。

若感觉身体发热，应随时测量。

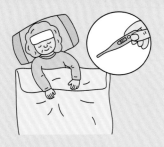

测量注意事项

1 体形过于消瘦的长者，不宜测量腋下温度，可测量口腔温度。精神不正常、呼吸困难及昏迷者，不宜测量口腔温度。

2 电子体温计开关打开后，体温计上会发出蜂鸣音，并显示上次测量的温度 2 秒，然后处于待测状态。

3 测量过程中，"℃"符号会不断闪烁。

4 当体温上升速度在 16 秒内小于 0.1℃ 时，"℃"符号停止闪烁，同时发出约 5 秒的蜂鸣音，表示测温完成。

5 勿以酒精或其他溶液接触电子体温计感温头及量温棒以外的部件。

（二）测量脉搏和呼吸

测量脉搏：测量桡动脉

1 测量体位：照护者洗手，长者取坐位（或卧位、半卧位），手臂置舒适位置，手腕自然伸展。

2 测量部位：照护者用食指、中指、无名指（三指并拢）的指端放在长者手腕的桡动脉处，稍用力轻压。

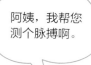

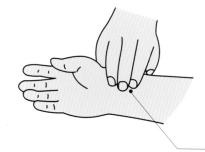

食指、中指、无名指并拢，指端轻压手腕的桡动脉处

3 默数跳动次数：照护者边看秒表，边默数脉搏跳动的次数；一般数 30秒，将测得的数值乘以 2，即为长者每分钟的脉搏；如长者脉搏异常，则需测量 1 分钟。

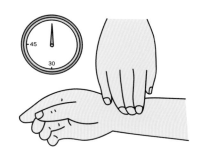

测量呼吸

1 观察胸腹部起伏：照护者测完脉搏后仍将手放在长者的诊脉处，看似诊脉，眼睛观察长者胸部或腹部起伏状况。

2 默数呼吸次数：一起一伏为一次。一般呼吸测量时间为 30 秒，然后将测得的数值乘以 2，即为长者每分钟的呼吸数；如长者呼吸异常，可测量 1 分钟。

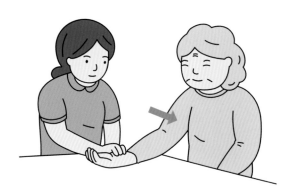

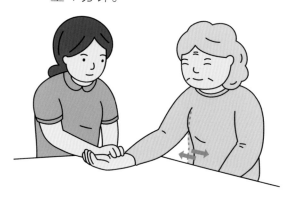

记录脉搏和呼吸

将测得的脉搏、呼吸的数值记在记录本上，记录方式为脉搏 xx 次 / 分、呼吸 xx 次 / 分。

如发现脉搏、呼吸异常，及时告知长者家属和护理站点负责人，及时就医，并做好相应的护理。

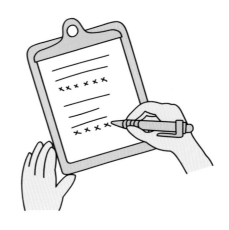

人体脉搏和呼吸小贴士

成人在安静状态下脉搏跳动的正常范围为 60 ~ 100 次 / 分。在正常情况下，脉搏和心率是相同的。成人在安静状态下呼吸的正常范围为 16 ~ 20 次 / 分。

测量注意事项

1 在长者安静状态下进行脉搏测量，测量过程中嘱长者不要讲话。运动和情绪激动时脉搏加快，应休息 20 分钟后再测量。

2 勿用拇指测量脉搏，拇指小动脉搏动较强，易与脉搏相混淆。

3 测量时尽量不使长者察觉，以免紧张而影响测量的准确性。

4 为偏瘫的长者测量脉搏时，应测量健侧肢体。

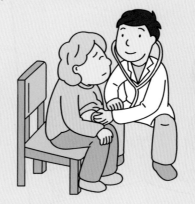
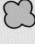

（三）测量血压

◎ 物品准备

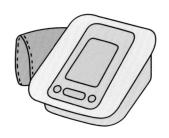

电子血压计

记录本和笔

测量血压：测量上臂肱动脉

1. 照护者洗手，长者取合适的体位（卧位、坐位），卷起衣袖，露出测量的手臂。

2. 帮助长者将被测手臂伸直并外展，手掌向上。

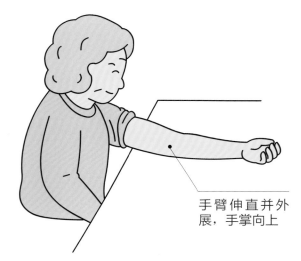

手臂伸直并外展，手掌向上

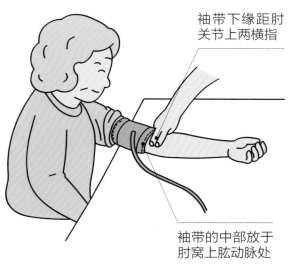

袖带下缘距肘关节上两横指

袖带的中部放于肘窝上肱动脉处

3. 将袖带平整地包裹在长者上臂，袖带下缘距肘关节上两横指的位置，松紧以能放入一个手指即可。袖带的中部（感应器部位，多数袖带上有标记）放于肘窝上肱动脉处（上臂内侧肘窝上2厘米处，按压可触及脉搏跳动）、血压计和心脏保持在同一水平面上。

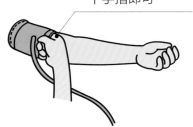

袖带松紧以能放入一个手指即可

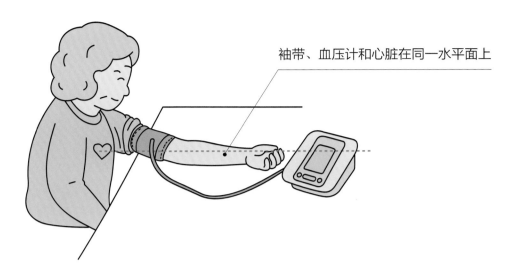

袖带、血压计和心脏在同一水平面上

④ 按下电子血压计测量键，待测量完
成，血压计上显示测量的血压数值。

阿姨，不要说话，
也不要动哦。

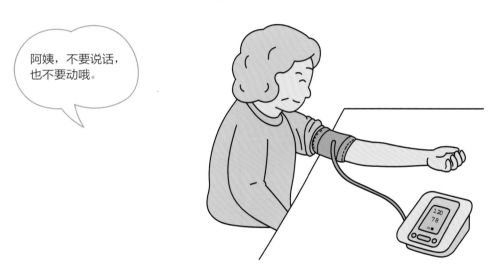

记录测量结果

　　将测得的血压数值正确的记录在记录
本上，记录的格式：120/78 mmHg。

（ mmHg ＝毫米汞柱 ）

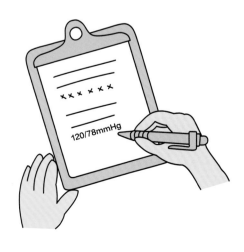

人体血压小贴士

（mmHg = 毫米汞柱）

成人在安静状态下血压的正常范围表

项目	收缩压（mmHg）	/	舒张压（mmHg）	脉压（mmHg）
正常范围	90～139	和	60～89	30～40
正常血压	＜120	和/或	＜80	/
正常高值	120～139	和/或	80～89	/

高血压：在未使用降压药物的情况下，经非同日3次测量血压（诊室血压），收缩压≥140mmHg和（或）舒张压≥90mmHg，即可诊断为高血压。

测量注意事项：

1. 在长者安静状态下测量，运动或情绪激动者应休息20分钟再测量。测量前30分钟内勿喝咖啡和吸烟。

2. 袖带包裹位置正确，松紧适宜。

3. 测量时袖带、血压计和心脏保持在同一水平面上，测量过程中嘱长者不要讲话。

4. 观察血压要做到"定时间、定部位、定体位、定血压计"，以便进行观察对比。

5. 首次测量血压时，要测量两只上臂的血压，以后监测时测量较高一侧的上臂血压。

6. 血压计要定期较对，检查橡胶管有无老化、袖带是否漏气。

7. 再次测量时，应将袖带里的空气排尽后再继续测量。取几次测得血压的平均值，即为长者的真实血压。

（四）测量血糖

帮助和指导罹患糖尿病的居家长者进行血糖的监测和记录，可为医生评估治疗效果和调整治疗方案提供参考。

◎ 物品准备

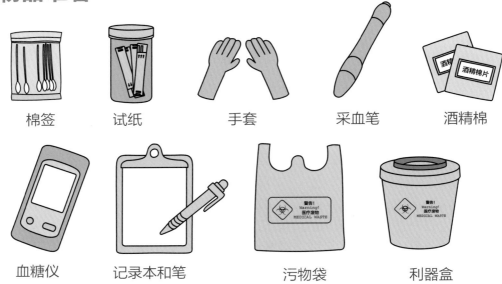

棉签　　试纸　　手套　　采血笔　　酒精棉

血糖仪　　记录本和笔　　污物袋　　利器盒

◎ 检查血糖仪和试纸

检查一次性采血针、试纸有效期，外包装是否完整；血糖仪开机检查机器性能，取出试纸，插入血糖仪，检查血糖仪与试纸代码是否一致。

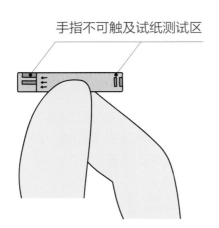

手指不可触及试纸测试区

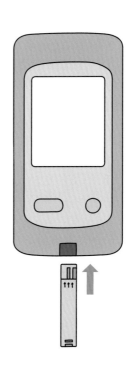

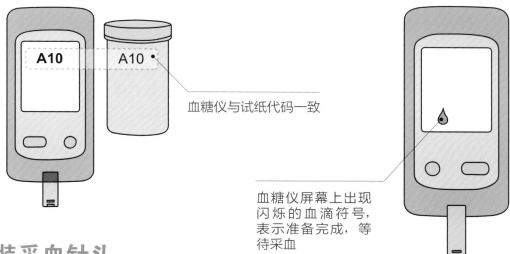

血糖仪与试纸代码一致

血糖仪屏幕上出现闪烁的血滴符号，表示准备完成，等待采血

◎ 安装采血针头

照护者洗手，戴手套，打开采血笔前端，安装采血针头，拧去针帽，套上保护帽。旋转调节针刺深度在 3～4 间待用。

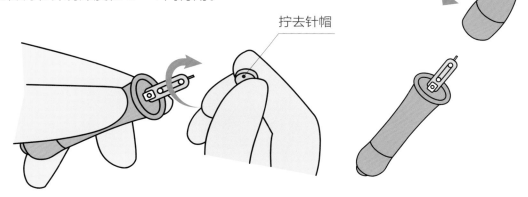

拧去针帽

◎ 消毒被采手指

洗净手，擦干，选定采血手指，轻轻揉捏手指根部，用酒精棉片／棉球擦拭采血部位。

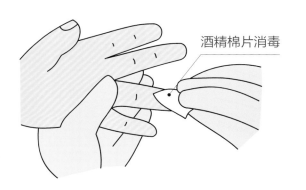

酒精棉片消毒

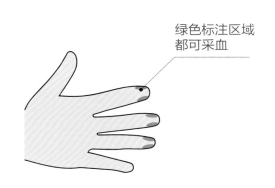

绿色标注区域都可采血

◎ 采血测试

1 取下采血器保护帽，采血笔顶端压在采血部位，迅速按下。

2 将溢出的第一滴血用干棉球拭去，再挤出一滴血，将血糖仪试纸一端吸取血滴，收集血标本。

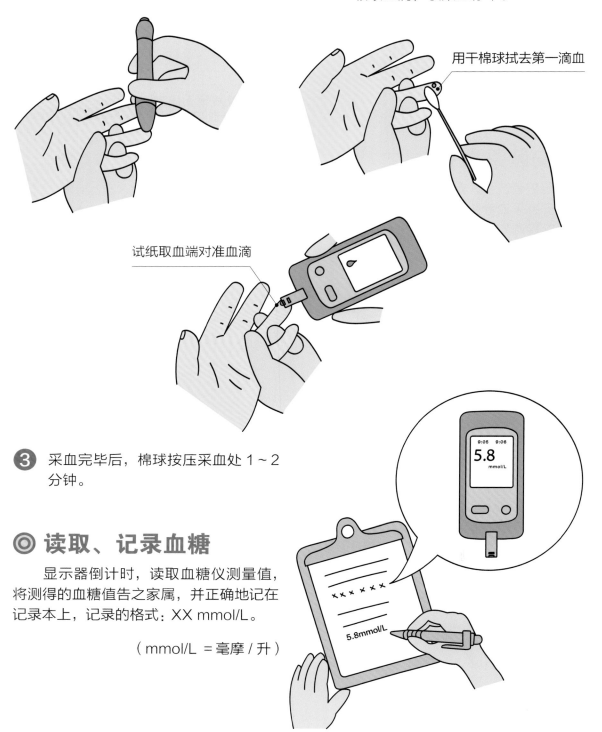

用干棉球拭去第一滴血

试纸取血端对准血滴

3 采血完毕后，棉球按压采血处 1～2 分钟。

◎ 读取、记录血糖

　　显示器倒计时，读取血糖仪测量值，将测得的血糖值告之家属，并正确地记在记录本上，记录的格式：XX mmol/L。

（mmol/L ＝毫摩／升）

5.8 mmol/L

◎ 处理用物

用过的针头放入利器盒内。

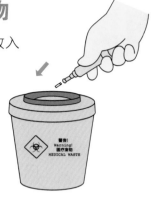

带血的棉球和取出的试纸、治疗巾、脱下的手套丢入医用垃圾袋中，带回护理站处理。

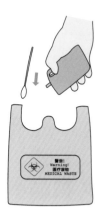

血糖小贴士

● 什么是血糖

血液中的糖称为血糖，绝大多数情况下都是葡萄糖。体内各组织细胞活动所需的能量大部分来自葡萄糖，所以血糖必须保持一定的水平才能维持体内各器官和组织的需要。

● 血糖的正常值

正常人的空腹血糖浓度为 3.9 ~ 6.1mmol/L。
注：空腹是指连续 8 小时内未摄入任何食物和水。

高血糖：
空腹血糖浓度超过 7.0 mmol/L 称为高血糖。

低血糖：
血糖浓度低于 3.9 mmol/L 称为血糖减低；血糖浓度低于 2.8 mmol/L 称为低血糖。

测量血糖的操作注意事项

1. 检测血糖前要仔细查看血糖试纸有效期和代码，确认一致。

2. 避免试纸污染，不可反复滴入血液，否则将影响测试结果。

3. 必须确认血滴完全覆盖测试区，否则血量太少影响准确性，必要时重新测。

4. 需待手指上酒精干透后方可实施采血，用棉球拭去第一滴血并弃去。不可挤压手指。

5. 注意采血针不可重复使用，以免引起感染。

6. 采血手指首选无名指，其次是中指和小指。

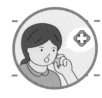

居家长者的医学护理

（一）胰岛素笔注射

◎ 物品准备

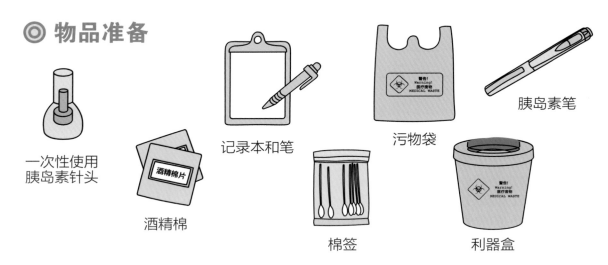

一次性使用
胰岛素针头

酒精棉

记录本和笔

棉签

污物袋

利器盒

胰岛素笔

◎ 了解胰岛素笔的结构

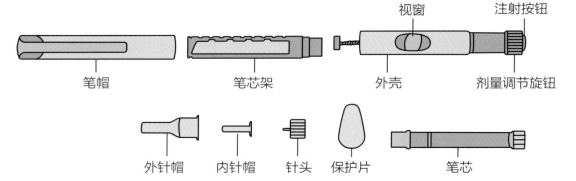

笔帽

笔芯架

视窗

外壳

注射按钮

剂量调节旋钮

外针帽　内针帽　针头　保护片　笔芯

◎ 安装胰岛素笔

① 洗净双手，拔出笔帽，旋开笔芯架。

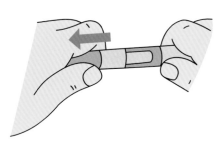

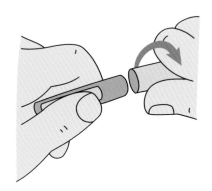

② 推回活塞杆，用手指直接按压活塞杆顶部，直到活塞杆不能移动。

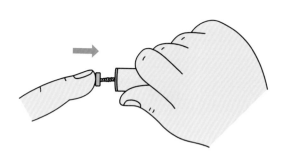

③ 将笔芯插入笔芯架（检查笔芯的型号和有效期），再轻轻将笔芯架卡到笔身上，听到"咔嗒"提示音即可。

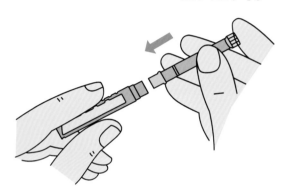

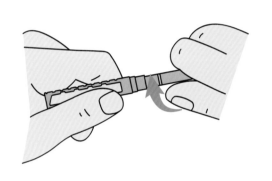

④ 混匀药液：先水平滚动 10 次，再上下晃动 10 次，均匀混合。

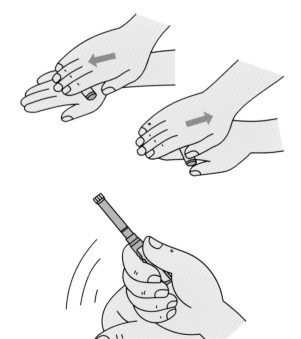

⑤ 安装针头，撕去针头的保护片，将针头与胰岛素笔平行插入拧紧，依次取掉外针帽和内针帽。

撕去针头的保护片

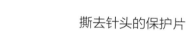

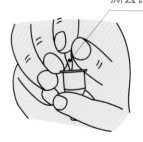

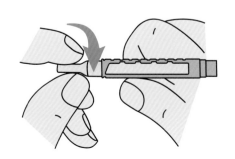

◎ 注射胰岛素

① 排气：使选择环处在 0 位，拔出注
射推键，新笔芯旋转调至 4 个单位、
已使用的笔芯旋转调至 1 个单位。

拔出旋转

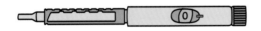

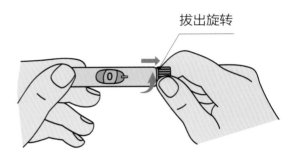

将笔竖起，针尖朝上，往上
推动注射推键，到针尖处有
液滴出现，排气完成

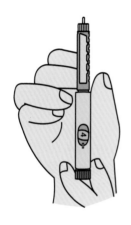

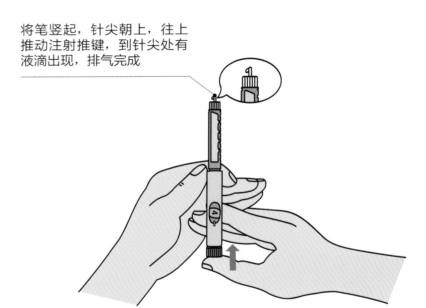

② 调整注射剂量：注射推键处在 0 位，
拔出注射推键并旋转，根据医嘱的
剂量，旋转至相应数字，如 "8" 个
单位。要改变数值只需朝不同方向
旋转注射推键即可。

旋转调到所需剂量。如果旋
转过头，可以旋回

3 注射部位消毒：长者取合适的体位
（卧位、坐位），充分暴露注射部位，
用酒精棉棒 / 棉片从中点环形消毒穿
刺处皮肤。

> **注射部位选择：**
>
> 胰岛素注射到皮下组织中，一般选择脐周、
> 大腿外侧、臀部外侧、上臂外侧等皮下组织
> 较厚的部位。

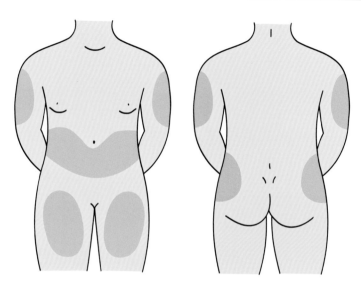

4 将胰岛素笔垂直刺入注射部位，按
下胰岛素笔的推键至"0"，停留 10
秒再拔出。用干棉球按压数秒。

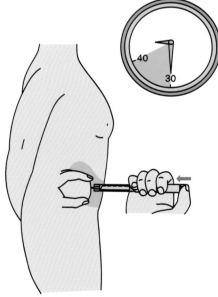

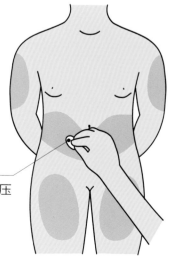

拔针，干棉球按压

◎ 用物处理

① 注射完成后盖上针头外帽，然后整个旋下针头放入利器盒内。

② 带血的棉球丢入医用垃圾袋中，带回护理站处理。

③ 洗净双手，记录注射时间和剂量。

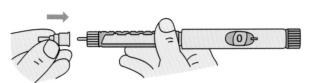

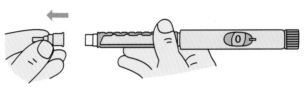

胰岛素小贴士

●什么是胰岛素

　　胰岛素是用来治疗糖尿病的一种常用药物，一般在 1 型糖尿病或 2 型糖尿病的治疗过程中，医生会根据患者的情况来考虑使用胰岛素。所以，**注射胰岛素必须遵医嘱执行**。

胰岛素笔使用注意事项

① 胰岛素笔开封后，室温放置即可。未开封的胰岛素笔应放在 2~8℃ 的冷藏室贮存，注射前应先回暖至室温后使用。

② 外出旅行乘飞机时，不要把胰岛素放在行李箱中托运，因飞机行李舱的温度在冰点下，会导致胰岛素失效。

③ 注射完毕后，必须停留 10 秒。

④ 注射部位要经常更换，建立轮流交替的计划，防止产生硬结，影响胰岛素的吸收。

⑤ **注射针头不可重复使用，以免引起感染**。

⑥ 胰岛素注射后，按时进餐，防止发生低血糖。

⑦ 消瘦长者注射胰岛素时，可用手捏起皮下组织，45 度角进行注射。

（二）叩背排痰

照护者帮助卧床的长者翻身叩背，通过震动使粘附在气管、支气管壁的痰松动，再通过指导长者有效咳嗽将痰液咳出，从而起到预防呼吸道和肺部感染的作用。

◎ 物品准备

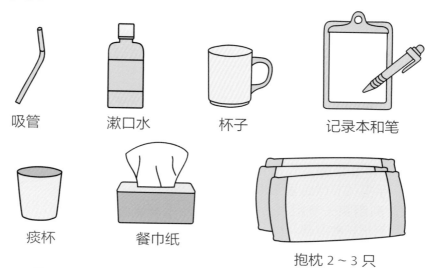

吸管　　　　漱口水　　　　杯子　　　　记录本和笔

痰杯　　　　餐巾纸

抱枕 2～3 只

◎ 坐位叩背排痰

叩背体位

协助长者取坐位，或在床上支起小桌（床上坐位），桌上垫抱枕，长者双手扶在抱枕上。

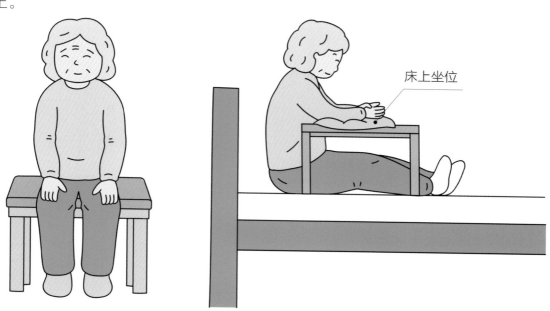

床上坐位

叩背部位

从后背第 10 肋间隙开始由下至上，由两侧到中央，叩至肺尖部。

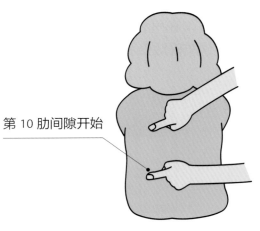

第 10 肋间隙开始

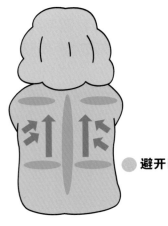

● 避开区域：腰部和脊柱

叩背手法

1 照护者站在长者身侧，五指并拢，手背隆起，手指关节微屈呈 120 度，手掌中空。利用腕关节用力，指腹与大小鱼际落于长者背部。

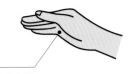

手指关节微屈呈 120 度，手掌中空

指腹与大小鱼际落于长者背部

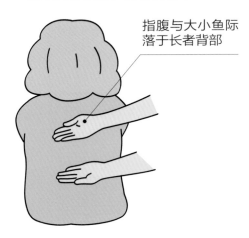

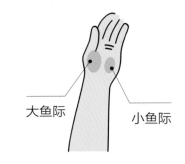

大鱼际　　小鱼际

2 手掌根部离开胸壁 3 ~ 5 厘米，手指尖部离开胸壁 10 ~ 15 厘米为宜。

3 叩击时发出空而深的"啪、啪"声响，则表明手法正确。

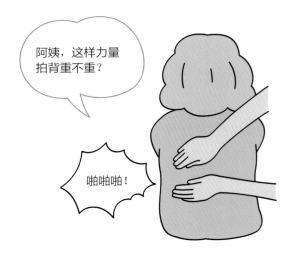

阿姨，这样力量拍背重不重？

啪啪啪！

叩击频率

每分钟 80 ~ 100 次，有节律地叩击长者背部，每一肺叶叩击 1 ~ 3 分钟；可单手拍背，也可双手交替叩击；一天应拍 3 ~ 5 次。

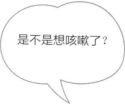

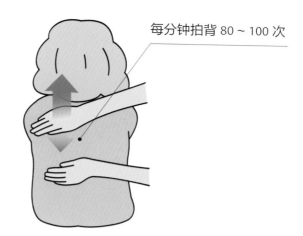

每分钟拍背 80 ~ 100 次

指导有效咳痰

叩击后指导长者进行有效咳嗽。

① 长者坐位，身体稍前倾，双手按压上腹部，嘱长者进行数次深而缓慢的腹式呼吸，深吸气后屏气 2 ~ 3 秒，用力从胸腔深处咳出。

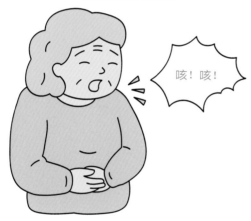

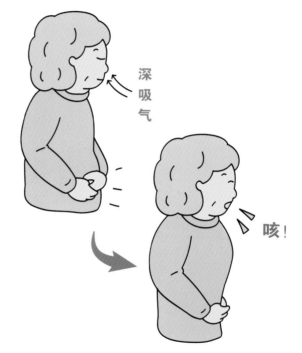

深吸气

咳！

② 咳嗽后张口咳出痰液，吐在痰杯里；可反复多次进行有效咳嗽，咳净痰液，再漱口。

③ 观察痰液的颜色、性质和量，如有异常，及时告知家属建议就医，同时汇报机构负责人。

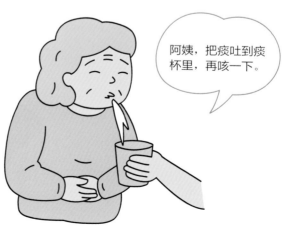

阿姨，把痰吐到痰杯里，再咳一下。

◎ 侧卧位叩背排痰

体位和手法

① 翻身侧卧：协助长者取侧卧位，在面部下方垫一毛巾，胸前置抱枕，双手抱住，两膝间置另一抱枕。

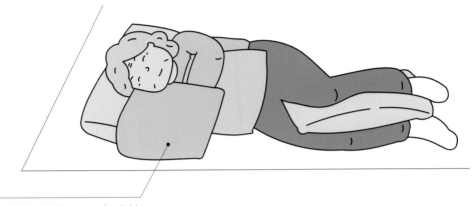

面部下方垫一毛巾或护理垫，保护枕头和床单

② 叩击背部：叩击部位、范围、手法、频率与坐位叩背排痰相同。

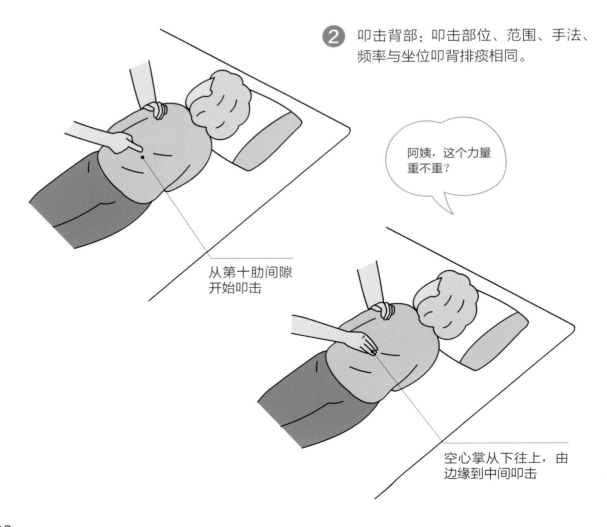

从第十肋间隙开始叩击

阿姨，这个力量重不重？

空心掌从下往上，由边缘到中间叩击

指导有效咳痰

① 长者侧卧，双手抱枕，按压上腹部；嘱长者进行数次深而缓慢的腹式呼吸，深吸气并屏气 2 ~ 3 秒，用力从胸腔进行咳嗽。

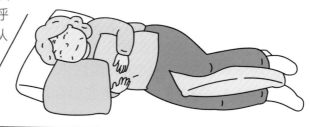

② 咳嗽后张口咳出痰液，吐在痰杯中，漱口。

③ 观察痰液的颜色、性质和量，如有异常，及时就医。护理工作者应告知家属，同时汇报机构负责人。

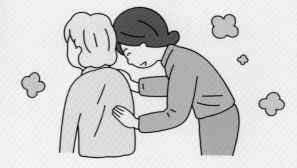

叩背排痰小贴士

操作注意事项

① 避开脊柱和腰部。

② 叩背同时要观察长者的反应，如果长者可以耐受，可以适当增加叩背时间。

③ 对痰多且黏稠的长者，雾化吸入后 10 ~ 15 分钟再进行拍背排痰效果更好。

④ 叩背力量适中，以不引起疼痛为度；速度均匀，频率 80 ~ 100 次 / 分钟。如果频率太慢，对排痰是没有效果的。

⑤ 长者进食后 30 分钟内避免翻身、叩背。

⑥ 叩背时应穿舒适薄衣服，不宜太厚，以免影响叩击效果。

（三）皮肤压力性损伤的预防

身体衰弱、长期卧床的长者，如果长时间保持同一姿势，会使得受压部位的身体出现压力性损伤。皮肤压力性损伤一旦发生很难治愈，同时皮肤压力性损伤发生后很容易出现细菌感染、腐烂化脓，引起败血症而导致死亡。

照护者对皮肤压力性损伤应引起足够的重视，积极采取翻身减压、保持皮肤清洁干燥、合理使用减压用具、增加营养平衡饮食等措施，来防止压力性损伤的发生。

如何进行翻身减压？如何利用辅具减压？可通过以下几步来完成。

◎ 物品准备

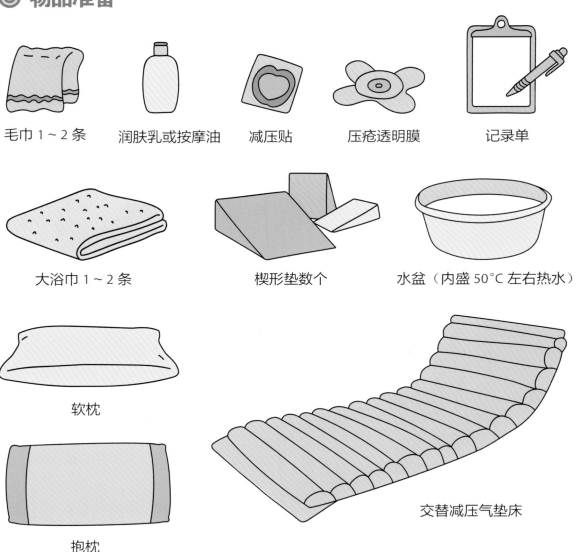

毛巾 1～2 条　　润肤乳或按摩油　　减压贴　　压疮透明膜　　记录单

大浴巾 1～2 条　　　　楔形垫数个　　　　水盆（内盛 50℃ 左右热水）

软枕

抱枕

交替减压气垫床

◎ 皮肤压力性损伤减压预防措施

翻身减压

每 2 小时翻身一次，夜间每 4 小时一次，更换卧位。体位可参照右侧卧位→平卧位→左侧卧位循环更换，侧卧位建议使用侧角 30 度。

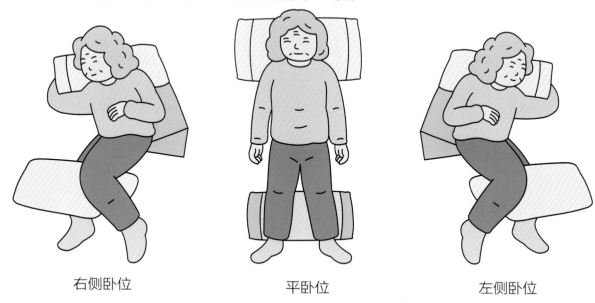

右侧卧位   平卧位   左侧卧位

抚触舒缓减压

① 给长者进行温水擦浴、热敷后，照护者双手取润肤乳，将双手掌放在长者骶尾部、脊柱的两侧，向左和向右抚触。

轻按背部，自下而上，慢慢抚触轻按至肩部，再沿背的两侧环形按回至骶尾部，重复 3~5 次，至背部微热或微红为止。

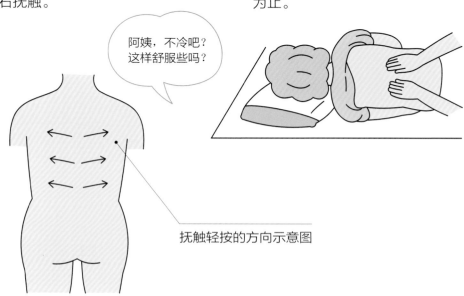

阿姨，不冷吧？这样舒服些吗？

抚触轻按的方向示意图

171

② 上肢：温水擦拭后照护者用润肤乳从长者的手腕开始，向肩膀方向轻轻挤捏按压。

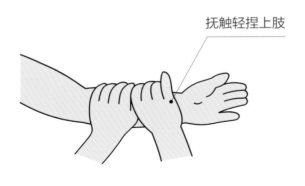

抚触轻捏上肢

③ 下肢：从脚踝开始往小腿和大腿方向轻轻挤捏按压。

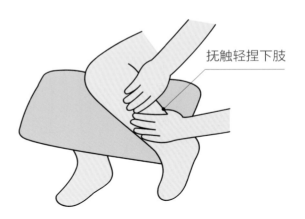

抚触轻捏下肢

皮肤压力性损伤预防减压用品

使用交替减压气垫床、减压贴、透明贴等。骨突部位如足跟、内外踝等部位可用透明贴、减压贴进行保护。

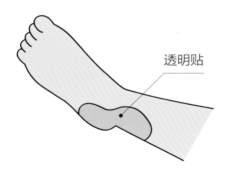

透明贴

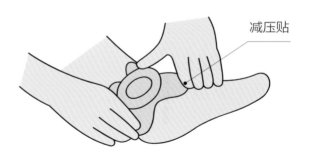

减压贴

皮肤压力性损伤好发于肌肉组织少、皮下脂肪薄的骨突部位。

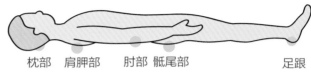

枕部　肩胛部　　肘部 骶尾部　　　　　　　足跟

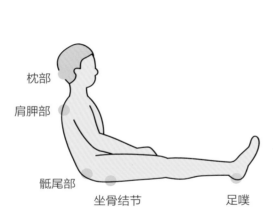

枕部

肩胛部

骶尾部

坐骨结节　　足噗

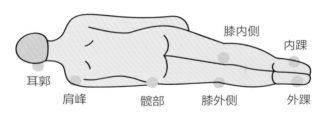

膝内侧

内踝

耳郭

肩峰　　　髋部　　膝外侧　　外踝

皮肤压力性损伤小贴士

● 什么是皮肤压力性损伤

皮肤压力性损伤，以前称压疮或褥疮，是指皮肤和深部组织的局部损伤。通常位于骨隆突部位，或与医疗器械等相关。表现为完整的皮肤或开放性的溃疡，可能伴有疼痛。

● 病因

1 **压迫**：不能自主翻身的长者久卧或久坐，长时间保持一种体位，是造成皮肤压力性损伤最主要的原因。

2 **摩擦**：身体移位或使用便器时的拖、拽造成皮肤擦伤，可引发压力性损伤。衣服床单的皱褶、垃圾颗粒、食物残渣等都可以成为压力性损伤的诱因。

3 **潮湿**：汗液、尿液、粪便等粘身，使得皮肤的抵抗力下降导致感染，引发压力性损伤。

4 **营养不良**：营养不良的状态下，长者身体抵抗力下降，皮肤易形成压力性损伤。

● 易发人群

| ·卧床不能自主翻身者 ·汗、尿、大小便浸泡者 | ·营养不良者 ·有浮肿者 | ·极度衰弱者 ·身体消瘦者 |

● 护理的误区

1 **局部按摩骨隆突部或发红的皮肤**：按摩不当易导致皮肤表皮受损，更易引发压力性损伤。
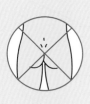

2 **使用垫圈**：因垫圈增加局部其他点的受力，局部血液循环受阻，阻碍汗液蒸发，刺激皮肤。

3 **使用粉剂和油剂涂抹皮肤**：堵塞毛孔，不利于皮肤健康。粉剂遇汗还易形成颗粒，摩擦皮肤。
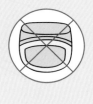

4 **酒精、肥皂等擦拭，过度皮肤清洁**：改变皮肤环境，降低皮肤抵抗力。

（四）冷疗照护

冷疗法分冷干敷（冰袋等）和冷湿敷。居家照护过程中的冷疗法，多用于长者高热时的物理降温和局部软组织挫伤、关节扭伤早期，减轻水肿和止痛。

◎ 物品准备

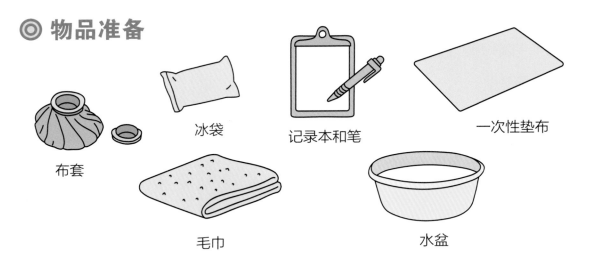

布套　　　冰袋　　　记录本和笔　　　一次性垫布

毛巾　　　　水盆

◎ 冰袋冷敷

1 冰袋内装冰水或冰块 1/3 ~ 1/2 满，排气盖紧，擦干冰袋，倒提检查不漏水，包好布套或成品冰袋。

2 受伤部位冷敷：暴露受敷部位，受敷部位下垫干毛巾或一次性垫布。

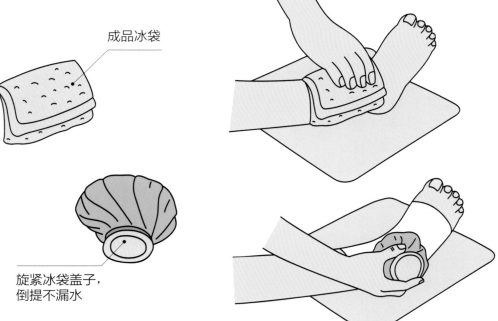

成品冰袋

旋紧冰袋盖子，
倒提不漏水

3 高热降温冷敷：包好布套的冰袋于前额、头顶部和体表大血管流经处（颈部两侧、腋窝、腹股沟等），避开长者的枕后、耳郭、心前区、腹部、阴囊以及足底。放置时间不超过 30 分钟；每 5～10 分钟观察皮肤一次。

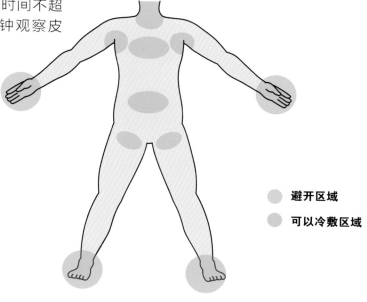

○ 避开区域

○ 可以冷敷区域

◎ 冷湿敷 （居家时多用于高热降温）

1 暴露受敷部位。敷布在冷水或冰水中浸湿，拧至不滴水，敷于相应部位，每 3～5 分钟更换敷布，并观察皮肤颜色，持续 15～20 分钟。

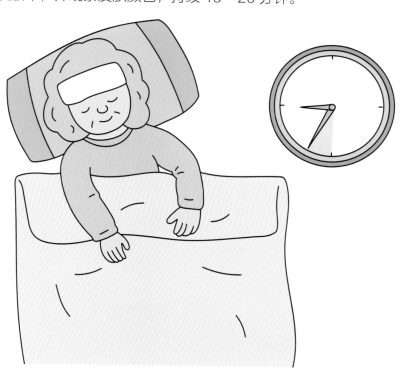

② 注意观察局部皮肤情况和长者全身感受。

③ 冰袋使用后 30 分钟需测量体温，当体温降到 39°C 以下，应取下冰袋。

④ 持续冷敷时，每 3～5 分钟观察皮肤一次，长者若出现畏寒、皮肤发紫等情况，立即停止冷敷。

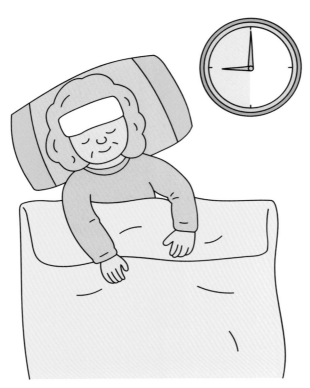

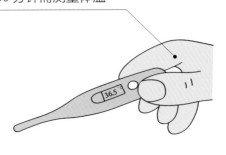

高热降温时，冰袋使用后 30 分钟需测量体温

冷敷小贴士

① 随时观察长者的体温变化。

② 随时检查冰袋有无破损漏水现象，布袋潮湿立即更换，冰融化后立即更换。

③ 使用过程中，观察长者皮肤情况，询问长者是否有不适。如有局部皮肤苍白、青紫或者麻木感觉立即停止使用，防止冻伤发生。

④ 物理降温时，应避开长者枕后、耳郭、心前区、腹部、阴囊及足底。

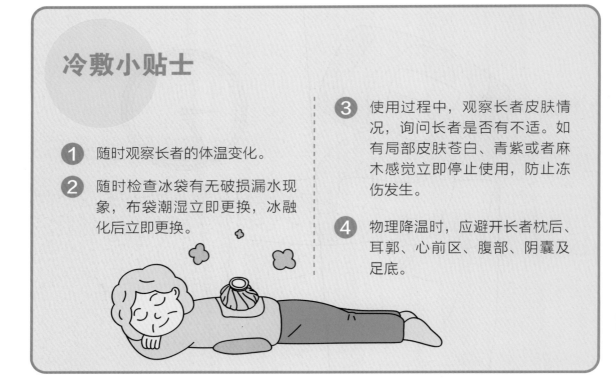

（五）热疗照护

热疗是以各种热源为媒介，将热传达到机体上，以达到治疗或缓解病痛的目的。热敷是热疗的一种方式，常用的有热湿敷和热水袋热敷。

◎ 物品准备

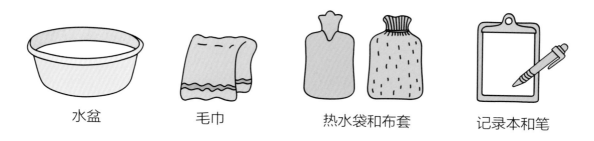

| 水盆 | 毛巾 | 热水袋和布套 | 记录本和笔 |

◎ 热湿敷

1 暴露受敷部位，受敷部位下垫干毛巾或一次性垫布；热敷部位涂凡士林（大于受敷部位），盖上纱布。

涂凡士林

阿姨，给您做热敷喽！

凡士林上覆盖纱布

② 水盆内倒入热水，水温 50 ~ 55℃，敷布于热水中浸湿，拧至不滴水。

③ 敷布抖开敷于患处，每 3 ~ 5 分钟更换敷布，并观察皮肤，持续 15 ~ 20 分钟。

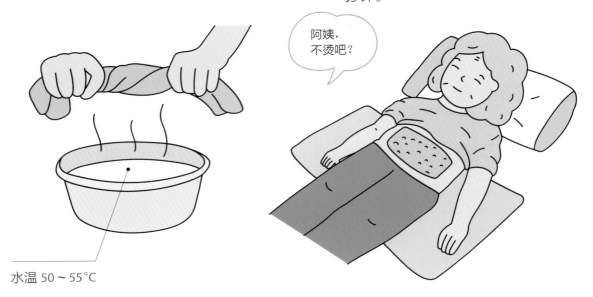

水温 50 ~ 55℃

阿姨，不烫吧？

◎ 热水袋热敷

① 热水袋内装 1/2 ~ 2/3 满的不超过 50℃ 热水，排出空气，拧紧盖子。

② 倒提检查无漏水，包好布套。

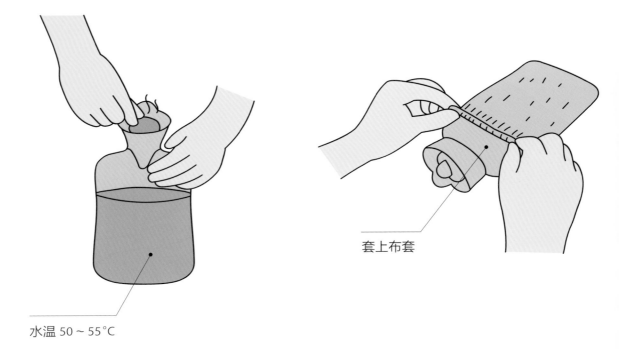

水温 50 ~ 55℃

套上布套

3 将包好布套的热水袋放置到长者所需位置，袋口朝向身体外侧。时间不超过 30 分钟，每 5～10 分钟观察皮肤一次。

阿姨，烫了告诉我。

热水袋袋口朝外

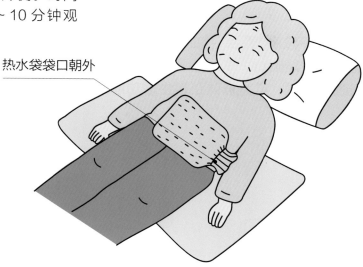

热疗小贴士

热疗可以促进局部组织血液循环，促进炎症消散，减轻疼痛。居家热疗照护主要方式有：热湿敷、热水袋和暖宝。

1 热敷前，评估长者热敷部位情况。

2 长者使用热水袋时，水温控制在 ≤ 50℃；热水袋内装水 1/2～2/3 满，热水袋套外包毛巾或布袋，不可以直接接触皮肤。

3 使用过程中定时观察局部皮肤，询问长者是否不适；如有局部潮红，立即停止使用，局部涂凡士林。

4 连续使用热水袋时，水温降低后应及时更换热水。

热敷禁忌：

·有局部皮肤破溃和其他皮肤病的禁止用热敷。

·原因不明的腹痛、急性扭伤 48 小时内、面部三角区感染，禁止热敷。

（六）家用制氧机氧疗照护

罹患呼吸系统和心脑血管系统疾病的居家长者，常常需要通过氧疗来缓解和纠正身体缺氧症状。照护者帮助和指导长者在家中正确利用制氧机吸入氧气，可起到改善缺氧、维持机体正常生理功能的作用。

◎ 物品准备

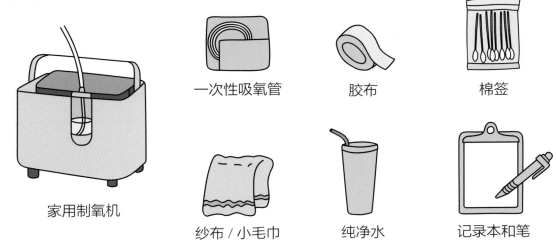

家用制氧机　　一次性吸氧管　　胶布　　棉签

纱布 / 小毛巾　　纯净水　　记录本和笔

◎ 长者吸氧前准备

1 安置体位：协助长者取半卧位、卧位或坐位。

2 清理鼻腔：用棉签蘸水清理鼻腔分泌物。

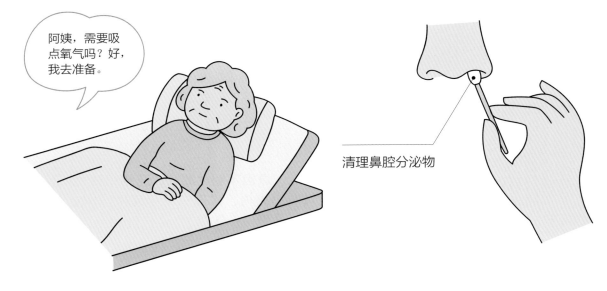

阿姨，需要吸点氧气吗？好，我去准备。

清理鼻腔分泌物

◎ 制氧机准备

1 取出湿化杯，加入纯净水，注意水位不要超过最高水位线（或者瓶中加水至 1/2 ～ 2/3 满）。

2 将湿化杯放回制氧机，并安装好，连接电源线；连接鼻氧管；检查吸氧机性能完好。

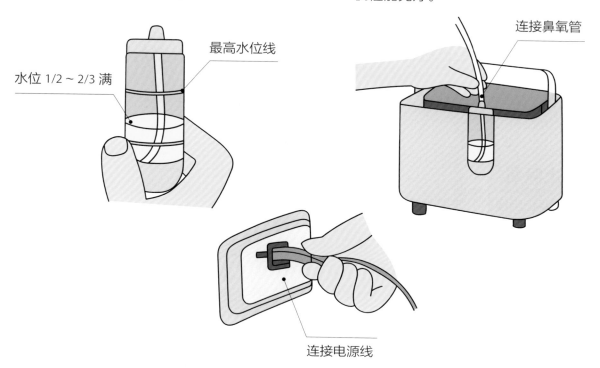

最高水位线

水位 1/2 ～ 2/3 满

连接鼻氧管

连接电源线

◎ 长者吸氧

1 打开电源开关，按下开始键。

2 调节流量至长者所需的氧流量。

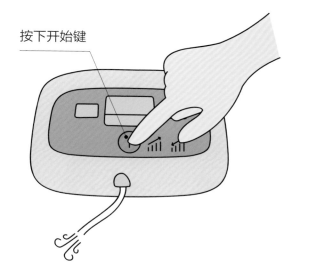

按下开始键

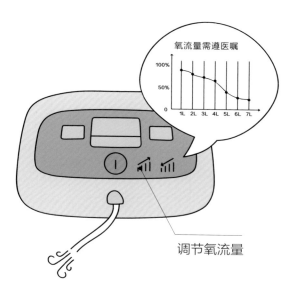

氧流量需遵医嘱

100%

50%

0

1L 2L 3L 4L 5L 6L 7L

调节氧流量

③ 将鼻氧管轻轻插入双侧鼻腔，将导管固定在两侧耳郭上，调节松紧度。

鼻氧管开口放在鼻孔处

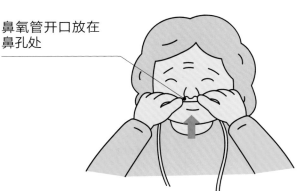

阿姨，现在感觉胸闷好些了吗？

导管固定在耳朵上

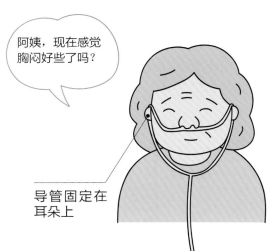

停止吸氧

停止用氧时，先取下鼻氧管，然后再关流量和开关；帮长者擦净鼻部，取舒适体位。

停止用氧操作顺序
① 取下鼻氧管
② 关流量
③ 关开关

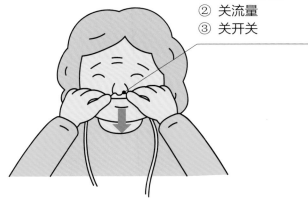

用物处理、记录

① 倒净湿化瓶中的水，洗净，倒置晾干待用。

倒置晾干

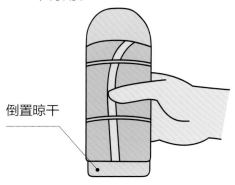

② 记录用氧时间和流量。

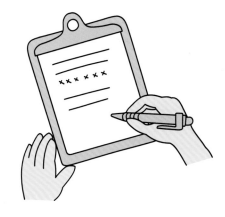

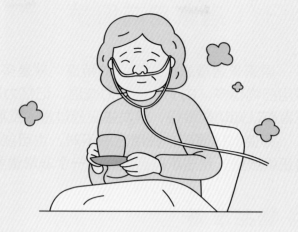

氧疗小贴士

● 关于氧疗

　　缺氧的主要表现：胸闷、呼吸困难、发绀、脉搏增快等，通过吸氧，可以缓解这些症状。

● 常用给氧的方法

1 鼻导管吸氧法：把鼻导管放入鼻前庭并固定好。此方法简单安全，是最常用的方法。

2 面罩吸氧法：将面罩罩住口鼻进行氧气吸入。此方法适用于不能接受鼻导管吸氧的长者。

● 氧疗的注意事项

1 氧气吸入前要先湿化再吸入，使用氧气前，应先调节好流量再放进鼻子，停止用氧时要先取下吸氧管，再关氧气。

2 吸氧时注意观察长者缺氧症状有无改善，检查氧气装置有无漏气、是否通畅。

3 使用制氧机时不要包裹或覆盖任何物件，尽量置于室内清洁、宽敞的地方，以保证气路畅通。

4 湿化杯中的水应使用纯净水且及时更换，水位不宜超过最高水位线。湿化杯和管路要定期清洁消毒，以免细菌滋生引起感染。

5 注意用氧安全，使用制氧机时要注意防火、防油、防震、防热；制氧机的零部件禁止用油脂润滑或擦拭。**制氧机开启使用时，家人不可在边上吸烟。**

6 定期清洗滤网，以免影响制氧机进气。

（七）居家用药照护

居家长者罹患疾病最大的特点，就是多重疾病，而不只是单患一种病，所以服用药物也多。由于长者视力减退、记忆力减退等，因而常有服错药或忘记服药；或者有认知功能障碍，常发生服药过量、乱服药等。

即使对症服药，服用方法不对，也可能会加重副作用。因此，指导和帮助长者正确服药，是居家照护过程中一个非常重要的环节。

◎ 物品准备

药物

温开水

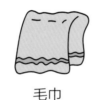
毛巾

门诊病历本

姓名：

×× _____

服药单

记录本和笔

◎ 服药前查对

照护者洗净手，对照病历医嘱和（或）治疗单，仔细查对长者姓名、药名、剂量、用法、服用时间、药品有效期。

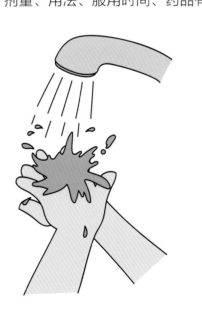

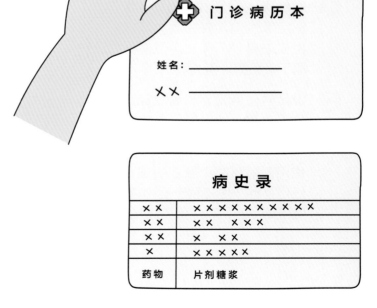

门 诊 病 历 本

姓名：_____

×× _____

病 史 录	
××	× × × × × × × × × ×
××	× × × × ×
××	× × ×
×	× × × × ×
药物	片剂糖浆

◎ 安置服药体位

长者取坐位、卧床老人取半卧位。

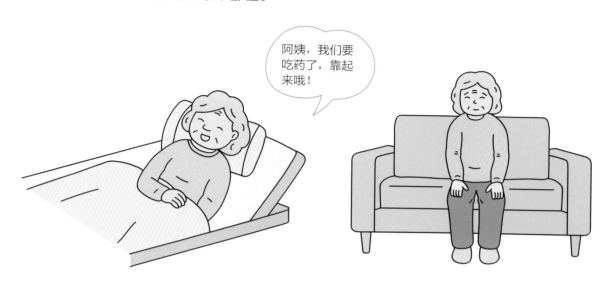

阿姨，我们要吃药了，靠起来哦！

◎ 协助服用片剂、胶囊等固体药物

1 先喝适量温开水，润滑口腔和肠道。

2 再次核对后，将药物放入长者口中。能自己吃药的，将小药盒递给长者。老人卧床的，用勺子将药物（片、丸）放在长者的舌头上。

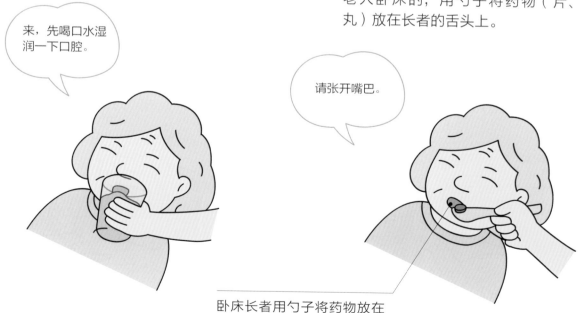

来，先喝口水湿润一下口腔。

请张开嘴巴。

卧床长者用勺子将药物放在长者的舌头上，尽量向舌根方向放

3 协助长者饮温开水，将药物咽下。

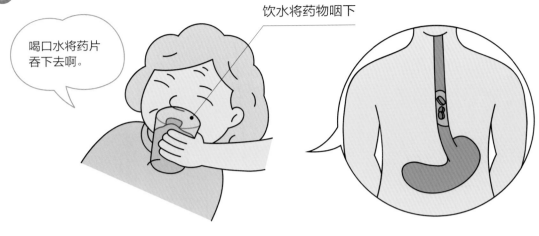

喝口水将药片吞下去啊。

饮水将药物咽下

◎ 协助服用液体药物

液体药物用量杯准确量取后，协助长者饮下（或用食勺喂服），服下后不宜马上饮水。

服药后不宜马上饮水

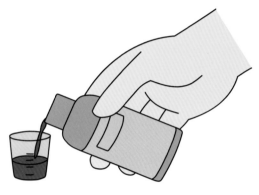

◎ 服药后勿立即躺平

确认长者咽下后，保持坐位 10～15 分钟，然后协助恢复至舒适体位，再次查对；告知长者所服药物注意事项。

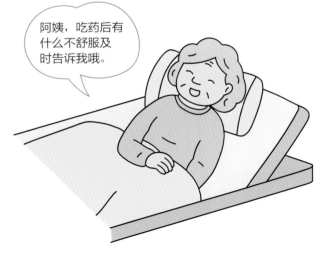

阿姨，吃药后有什么不舒服及时告诉我哦。

◎ 记录

整理用物，清洗药杯，记录服药时间、所服药物等。

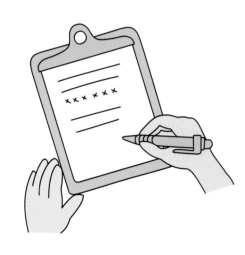

服药小贴士

● 药物管理

1 药物由长者本人保管最为理想。如果不行，则由照护者保管。

2 药物应放在避光阴凉干燥处保存。

3 内服药和外用药分开保管，放在固定处，以便随时取用。

4 需要冷藏的药物（按照药物保管说明）应放在冰箱内冷藏保管。

● 遵守服药时间

1 按照医嘱要求的服药时间准时服药，以保持药物在血液中的浓度。

2 饭后服用是指饭后 30 分钟服用，减少药物对胃黏膜的刺激。

3 饭前服药是饭前 30 分钟服用，使药物在空腹时发挥药效。如降糖药、止吐药和增进食欲药等。

4 睡前服药一般是在就寝时发挥作用的药，如助睡眠药等。

● 严格遵守服药剂量

　　服药须严格遵守医嘱剂量，药量并非越多越好。不可因忘记服药而把漏服的药加到下一顿一并服用，会引发危险。

● 服药注意事项

1 长者服药时宜采用坐位，服药时需用温白开水送服，不宜用饮料、牛奶或茶水代替。

2 止咳糖浆对呼吸道黏膜起安抚作用，服后不宜立即饮水。

3 泡腾片的正确服用方法是先用水将药片全部溶解后再饮服，不能干吞药片。

4 部分药品可掰开服，难吞咽的长者也可碾碎服用；但肠溶片、缓释片和控释片不可掰开服用。

5 长者找医生看诊开药时，要告诉医生自己目前在吃的药物，以免引起重复或药物冲突。

6 对认知症长者一定要将药物看服到口，并确认咽下。

（八）鼻饲喂食的护理

照护不能经口进食的长者，通过鼻饲管将流质食物、营养液、药物和水分灌入胃内，以保证长者摄入足够的营养，得到及时合理的治疗方法。

◎ 物品准备

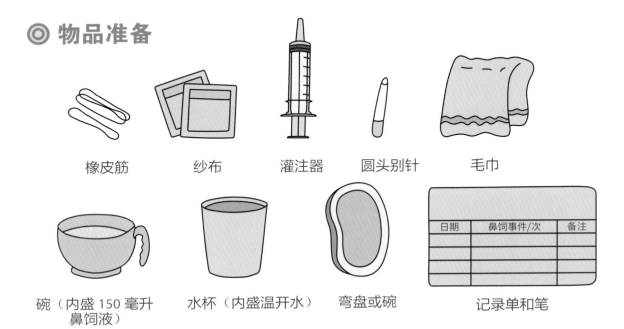

橡皮筋　　　纱布　　　灌注器　　　圆头别针　　　毛巾

日期	鼻饲事件/次	备注

碗（内盛 150 毫升　　水杯（内盛温开水）　　弯盘或碗　　　记录单和笔
鼻饲液）

◎ 安置体位

照护者洗手，携用物到床边，抬高床头 30 度以上，协助长者取半卧位，颔下铺毛巾。

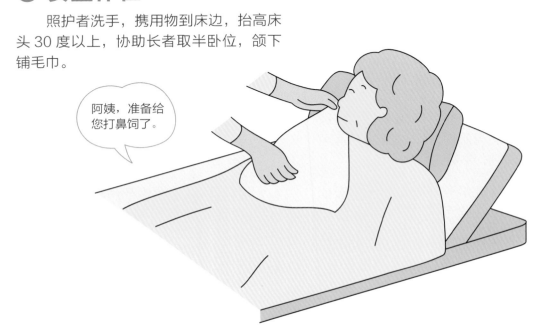

阿姨，准备给您打鼻饲了。

◎ 检查胃管

① 查看鼻饲管的固定情况、置入深度、时间及标识，以及局部皮肤有无破溃；打开胃管末端纱布。

② 照护者反折胃管，打开胃管末端盖帽，用灌注器连接进行抽吸，抽出少量胃内容物或胃液，确定胃管在胃内。

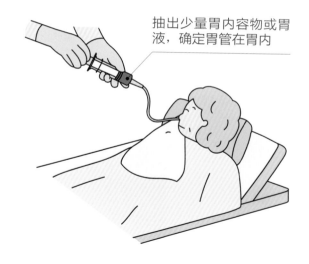

抽出少量胃内容物或胃液，确定胃管在胃内

◎ 注入温开水

① 照护者用灌注器抽吸 20 毫升温开水，于手腕内侧试温。

② 反折胃管，打开胃管末端盖帽，连接灌注器。

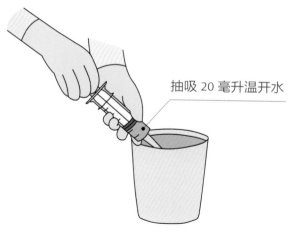

抽吸 20 毫升温开水

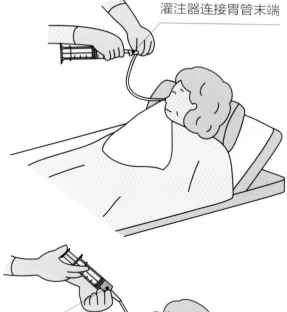

灌注器连接胃管末端

③ 将温水缓慢注入胃管，盖好盖帽。

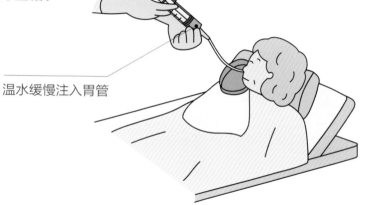

温水缓慢注入胃管

◎ 注入鼻饲液

① 照护者用灌注器抽吸50毫升鼻饲液。

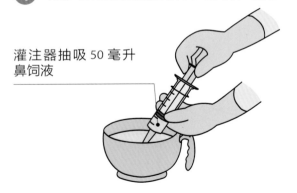

灌注器抽吸50毫升鼻饲液

② 在手腕内侧试温。

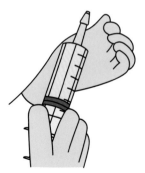

③ 反折胃管末端同时打开盖帽，将鼻饲液缓慢注入胃管。

④ 灌注过程中询问长者感受，观察长者的反应，如有呕吐、恶心，面色发白等情况及时停止灌食。重复三次注完150毫升鼻饲液。

阿姨，没有不舒服吧，胃胀不胀？

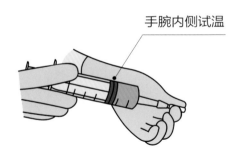

◎ 再注入温开水

① 抽吸20毫升温水，于手腕内侧试温，反折胃管末端同时打开盖帽，以脉冲式方法注入鼻胃管冲洗管壁。

手腕内侧试温

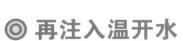

② 提起鼻胃管，待温水完全流入胃内，反折胃管盖好盖帽。

提起鼻胃管，待温水完全流入胃内

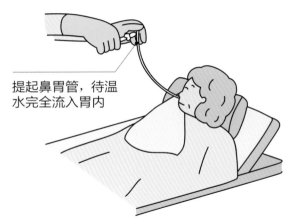

◎ 妥善固定胃管

① 将胃管开口用纱布包好反折，再用橡皮圈或夹子等固定物夹紧，防止食物反流或空气进入。

② 检查鼻翼部胶布的固定情况，安全夹固定于枕边或衣领，留出足够活动的长度，防止胃管牵拉导致脱落。

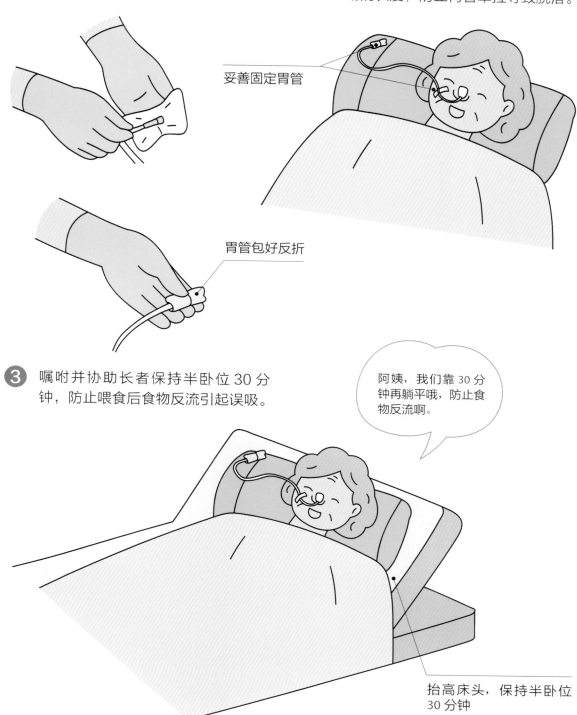

妥善固定胃管

胃管包好反折

③ 嘱咐并协助长者保持半卧位 30 分钟，防止喂食后食物反流引起误吸。

阿姨，我们靠 30 分钟再躺平哦，防止食物反流啊。

抬高床头，保持半卧位 30 分钟

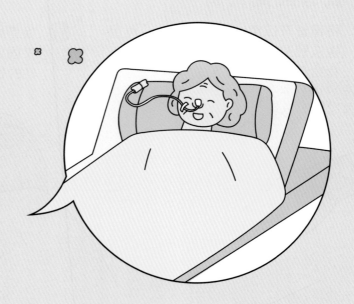

鼻饲小贴士

● 鼻饲的适应证

1 适用于不能由口进食者，如口腔疾患、口腔手术后、食管狭窄、食管气管瘘、某些手术后或肿瘤患者。

2 不能张口的，如昏迷及病情危重的患者。

3 拒绝进食的患者。

● 鼻饲喂食注意事项

1 鼻饲喂食前，照护者应抽吸胃液，确定胃管在胃内。

2 鼻饲前判断有无胃潴留，用灌注器若抽出胃液量 > 150 毫升则示为胃潴留，不宜进行鼻饲；若抽出的胃液呈深棕色或感觉异常，应及时告知家属请专业人员处理，并汇报护理站。

3 鼻饲后 30 分钟内禁止吸痰，鼻饲结束后维持体位 30 分钟以上，避免引起长者胃液或食物反流致误吸等。

4 如发生误吸等异常应立即停止鼻饲，告知家属请专业人员处理并汇报护理站。

5 鼻饲液温度 38 ~ 40°C，鼻饲液的量应从少量逐渐增加，浓度宜从低浓度开始，逐渐增加；每次鼻饲量不应超过 200 毫升，推注时间以 15 ~ 20 分钟为宜；两次鼻饲之间间隔不少于 2 小时。

6 鼻饲液应现用现配，室温下不宜超过 6 小时，未用完的宜保存冰箱内，24 小时内用完。

（九）留置尿管的护理

居家长者常由于各种原因导致排尿问题而需要留置尿管。照护者可帮助和指导长期留置导尿管的长者清洁外阴和尿管外壁，更换集尿袋，观察尿量、颜色有无异常等，从而预防感染等并发症的发生。

◎ 物品准备

无菌棉签	消毒液	口罩	手套	毛巾
水盆	量杯或小桶	集尿袋	一次性治疗巾或尿垫	记录本和笔

◎ 安置体位

照护者洗手，戴口罩和手套；协助长者仰卧位，两腿屈曲外展，臀下铺尿垫；脱对侧裤腿，盖近侧腿上。

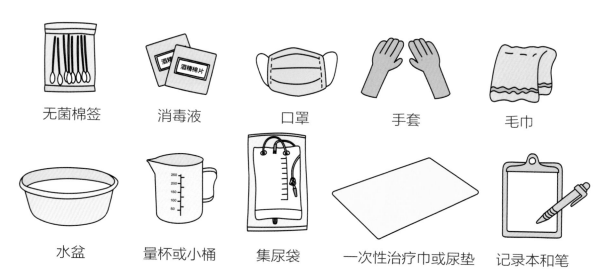

阿姨，我们清洁一下会阴好吗？你不要紧张，有不舒服告诉我啊。

女性长者会阴擦拭法

1 照护者用盆盛热水和毛巾，毛巾拧半干，自上而下进行擦拭；毛巾擦拭一次更换一面，擦净会阴部。

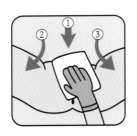

会阴部→大腿内侧→
左右侧大阴唇，自上而下

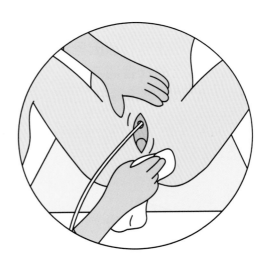

2 擦拭尿道口时，左手撑开大阴唇暴露尿道口，右手食指包裹毛巾，从小阴唇上端向下擦拭，擦净小阴唇的外面和内面，毛巾擦拭一次更换一面。

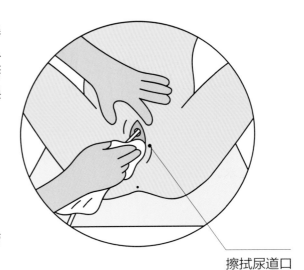

擦拭尿道口

3 用毛巾包绕、擦拭近尿道口的尿管10厘米。

每 擦 拭 一 次，
毛巾更换一面

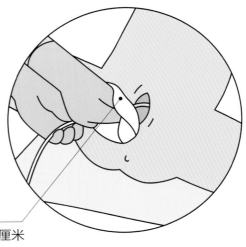

擦拭尿道口外尿管 10 厘米

男性长者会阴擦拭法

1 左手拇指和食指提起阴茎，右手擦拭大腿内侧→阴茎腹侧→阴囊→阴茎背侧。

2 左手拇指和食指下拉阴茎包皮，露出冠状沟，右手毛巾环形擦拭干净冠状沟。

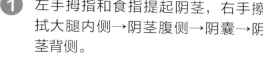
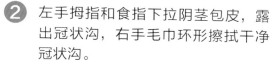

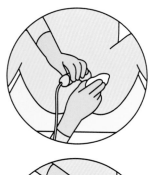
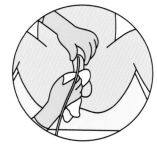

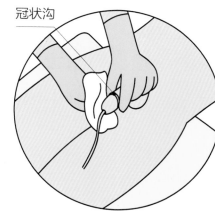

冠状沟

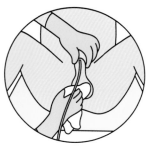
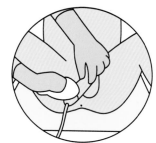

3 用毛巾包绕擦拭近尿道口外的尿管10厘米。

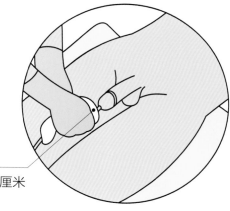

擦拭尿道口外尿管 10 厘米

◎ 更换集尿袋

1 洗手、戴手套，夹闭尿袋的小夹子。

2 用有刻度的容器，打开尿袋出口开关，排空尿袋后关闭开关。

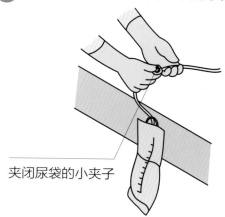

夹闭尿袋的小夹子

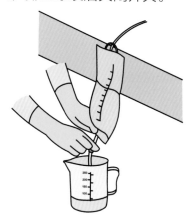

③ 观察记录尿色及量。

④ 用酒精棉片消毒导尿管尾端和引流管的接头处，消毒范围上下 5 厘米左右。

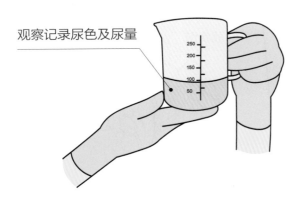

观察记录尿色及尿量

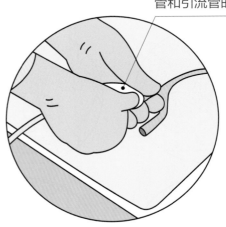

用酒精棉片消毒导尿管和引流管的接头处

⑤ 反折尿管，分开导尿管与引流袋接头连接处。

⑥ 酒精棉片擦拭导尿管接处，再将其与新尿袋连接紧密。

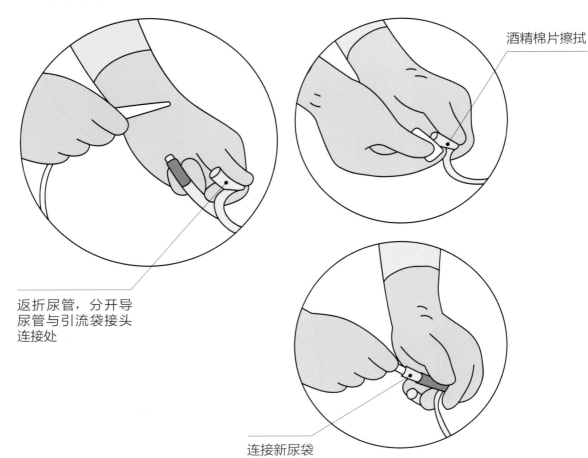

返折尿管，分开导尿管与引流袋接头连接处

酒精棉片擦拭

连接新尿袋

7 妥善固定，尿管固定应低于耻骨联合处，引流管可用别针或夹子固定在床单上，集尿袋用绳子或挂钩固定在床边；集尿袋不可接触到地面。

8 记录尿液的量和颜色，记录集尿袋更换时间。

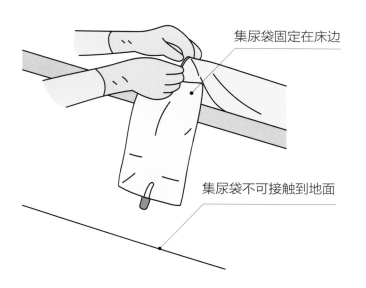

集尿袋固定在床边

集尿袋不可接触到地面

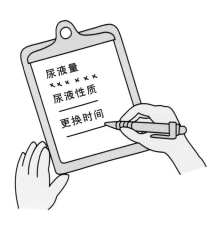

留置尿管小贴士

1 观察尿量，若 24 小时尿量小于 500 毫升或大于 3 000 毫升；或尿液为酱油色，有血尿、混浊、絮状物等要及时告知家属就医，并汇报机构负责人。

2 留置导尿管期间，鼓励长者多饮水。

3 消毒尿道口时要用不含酒精的消毒液，如碘伏。

4 尿管固定应低于耻骨联合处，尿袋也不可接触到地面；可用绳子或挂钩固定床边，床单上可以用别针或夹子作双重固定，翻身或移动时注意不要拉扯导尿管，以免脱出，也不可使尿袋中的尿液反流到尿道或膀胱中。

5 注意保护隐私，注意保暖。

第十章

紧急情况的应对

照护者基本不是医生、护士，不要求进行只有医护人员才有资质进行的救护行为。但若照护者具备一些基本的急救知识和技能，在遇到突发意外时就不会慌张，就能冷静采取相应的措施来正确应对，从而为长者赢得时间，得到最好的救治机会。

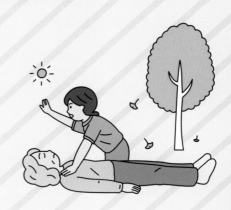

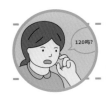

紧急情况的判断和处置

（一）照护者需要知道的急救知识

① 紧急情况的判断方法

② 急救车到来之前的应对措施

③ 紧急意外情况的居家预防

（二）紧急情况的判断方法

发生紧急情况，照护者首先要进行以下几方面的判断。

◎ 判断环境的安全性，以免造成二次伤害

室内地面有无破碎的锐器？有无将要倾倒的家具？有无煤气泄漏或易燃、易爆的物品？水电是否安全？通风是否良好。

若为室外，观察周围有无高危建筑物？有无高空坠物的风险？是否在车辆多的道路中等。

◎ 检查长者意识

用双手同时拍长者双肩，大声呼喊："先生 / 女士 / 叔叔 / 阿姨（2声），你怎么了？"重复以上动作2次，判断能否回应，回应是否正确。如有回应表示长者有意识；无回应则表示长者意识消失。

！ 请注意

不能摇晃长者。

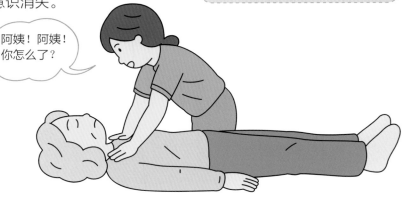

阿姨！阿姨！你怎么了？

◎ 检查长者脉搏（颈动脉）

用食指和中指指腹触及气管正中部位（男性可先触及喉结），然后向旁边滑动2~3厘米，触摸颈动脉，口念"1001（代表1秒），1002，1003，1004，1005"不少于5秒。如摸到颈动脉搏动，表示长者有脉搏；反之则表示长者无脉搏，应立即进行心肺复苏。

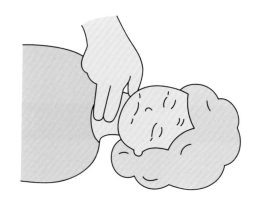

◎ 检查长者呼吸

用耳贴近长者口鼻，眼观胸腔及腹部起伏，口念"1001，1002，1003，1004……1010"不少于10秒。若感受到长者气息，有胸腔或腹部起伏，则表示长者有呼吸；反之表示长者无呼吸，应立刻松解衣领，开放气道，准备人工呼吸。

上述意识、脉搏、呼吸任何一项出现问题，请立即呼救，拨打"120"急救。

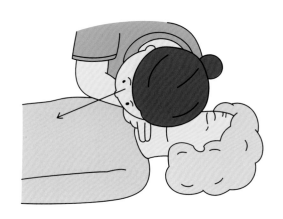

（三）等待"120"急救过程中的处置

心跳、呼吸停止——心肺复苏术急救 噎食——海姆立克法急救	将长者头偏向一侧，保持长者的呼吸道通畅，及时清理口鼻分泌物	有外伤、出血，立即给予止血、包扎
有抽搐的，防止舌咬伤，不要硬掰长者抽搐肢体	测量血压、脉搏、呼吸，观察安抚长者	给长者进行保暖

（四）紧急情况判断应对表

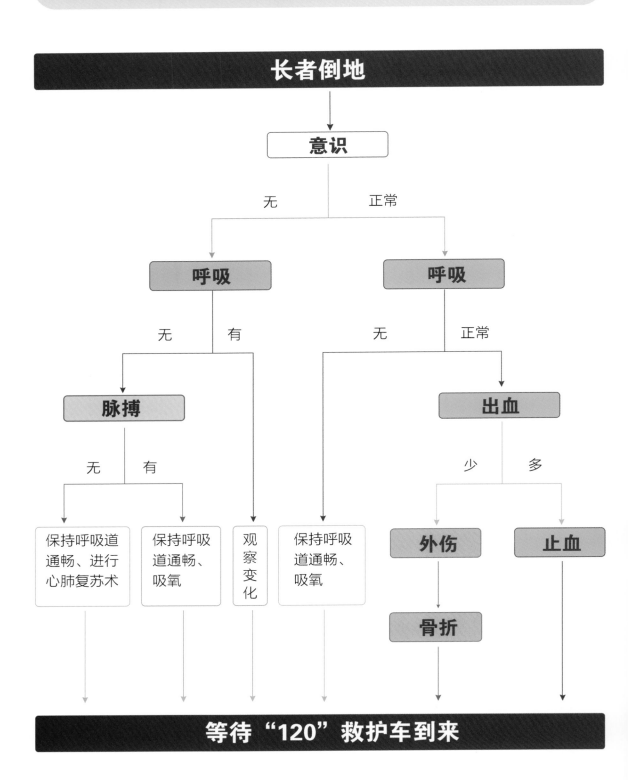

长者倒地

意识

无　　　正常

呼吸　　　呼吸

无　　有　　　无　　正常

脉搏　　　　　　　出血

无　　有　　　　　　少　　多

保持呼吸道通畅、进行心肺复苏术　　保持呼吸道通畅、吸氧　　观察变化　　保持呼吸道通畅、吸氧　　外伤　　止血

骨折

等待"120"救护车到来

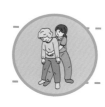

紧急情况的急救措施

（一）跌倒

在照护居家长者的过程中，突发状况出现最多的是长者跌倒。发现长者跌倒后，照护者一定要冷静，按照以下步骤进行处理。

● 不随便搬动长者，观察周围环境安全。
● 检查长者意识、脉搏和呼吸，根据情况及时拨打"120"急救，同时通知家属。
● 等待"120"过程中，照护者可以采取以下措施。

1 协助长者头偏向一侧，保持呼吸道通畅。

2 若有出血，给予加压止血。

3 若有抽搐，可用筷子或勺子柄横于上下牙齿间，防止咬伤舌头。

长者跌倒勿急忙扶起和移动

发现长者跌倒或坠床后，不要马上扶起或移动长者，应先评估判断生命体征及身体其他状况，并观察周围环境是否安全。

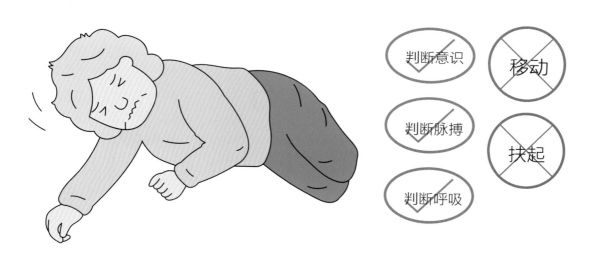

203

观察评估长者

检查长者的意识、脉搏和呼吸情况（方法同紧急情况的判断方法），发现异常立即呼叫"120"急救。

◎ 呼叫 120

长者若无回应，立即拿出电话拨打"120"呼救。在呼叫"120"时要沉着冷静，把关键的信息告诉急救中心，同时听从指导，采取有效措施保护和维持长者尽可能好的状态。

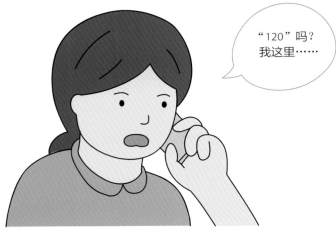

"120"吗？
我这里……

通报"120"的内容

如有家属在场，可在评估的同时请家属拨打"120"。

❶ 被急救长者的姓名、性别和年龄。

❷ 具体所在地址，附近的标志性建筑，有名的设施如大型超市、学校等。

❸ 联系电话号码。

❹ 长者目前的情况，主要表现如意识、脉搏、呼吸等，询问如何处置，请求指导。

❺ 安排人员到小区入口处引导救护车，以减少寻找时间，迅速施救。

◎ 等待"120"急救车到来前的急救措施

意识清醒长者

询问跌倒时的情况、着地部位、疼痛部位、检查伤情，评估有无骨折等。

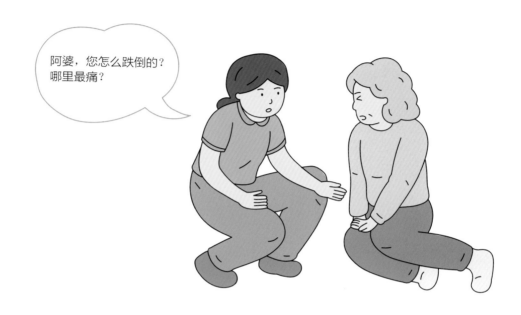

阿婆，您怎么跌倒的？
哪里最痛？

若背部着地，伴剧烈疼痛，疑脊椎骨折，不可移动和扶起。

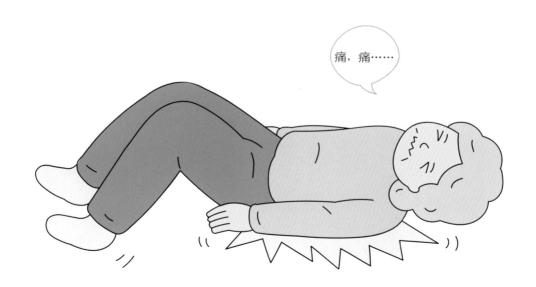

痛，痛……

意识不清长者

将长者头偏向一侧，保持呼吸道通畅，及时清理口鼻分泌物。

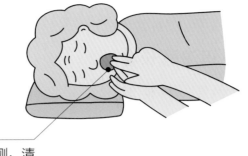

头偏向一侧，清
除口鼻异物

观察有无出血情况

如有外伤、出血，立即给予压迫止血，视情况决定是否送医院处理。

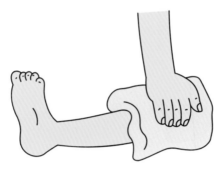

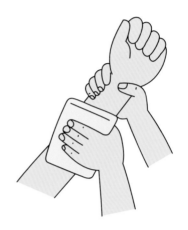

长者抽搐的处理

① 有抽搐的，防止咬伤舌头。可从臼齿旁边撬开牙关，然后将筷子或勺子柄横塞进入牙齿之间，以防抽搐发作时咬断舌头。

② 不要硬掰抽搐的肢体。

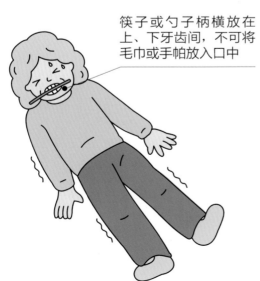

筷子或勺子柄横放在
上、下牙齿间，不可将
毛巾或手帕放入口中

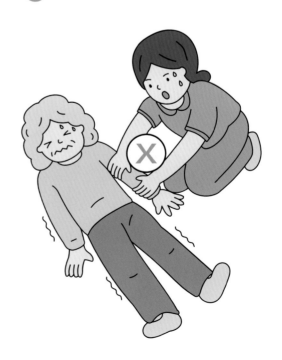

（二）骨折

　　骨折是长者跌倒后最常见的损伤。长者跌倒后局部出现剧烈疼痛，或者肢体出现畸形时，照护者万勿移动或试图固定骨折部位，应立即呼叫"120"急救。

◎ 评估长者情况

1　长者摔倒或扭伤后，应原地停止活动，患肢制动。不要马上扶起或移动长者，应先评估判断长者的意识状态、生命体征及身体其他状况。

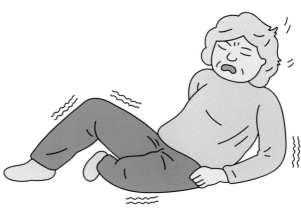

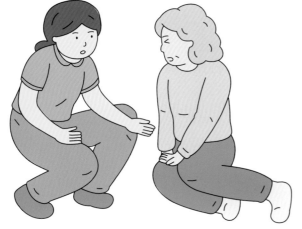

2　询问跌倒时的情况、着地部位、疼痛部位、检查伤情，评估有无骨折等。

3　若背部着地，腰背剧烈疼痛，疑脊椎骨折，不可移动和扶起，应立即呼叫"120"。

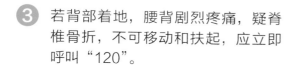

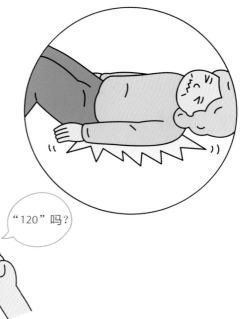

"120"吗？

◎ 骨折的判断

疼痛

骨折处有明显的疼痛和剧痛，严重者可出现疼痛性休克。

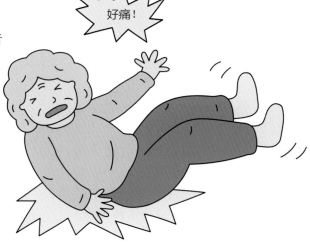

畸形

骨折断端移位使患肢外形发生改变，如缩短、成角旋转等。

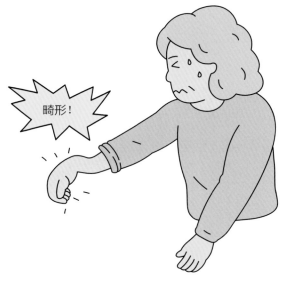

肿胀、瘀斑

骨折发生后，局部出血形成血肿及创伤性炎性反应，使伤处肿胀明显，血肿浸润皮下可见瘀斑。

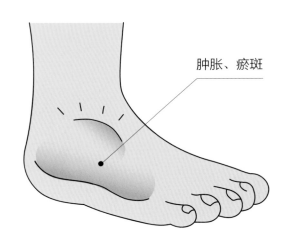

肿胀、瘀斑

（三）出血

　　长者外伤出血时，可根据出血情况采取压迫止血、加压包扎止血、结扎止血等方法暂时处理，然后呼叫"120"，等待救护车急救，或立即送医院就医。

◎ 伤口清理

1 如果伤口出血量少，伤口内有沙土等污染物，容易导致感染发生，可先用纯净水将伤口冲洗干净。紧急时用自来水等清水也可以。

2 如果伤口内有碎玻璃，木片等异物，不可自行拔除，应交由医生来处理。

冲洗伤口污染物

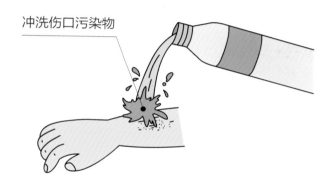

异物不可自行拔除

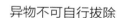

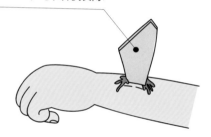

◎ 止血方法

　　可采用指压止血法、无菌纱布加压包扎法、结扎止血法等。

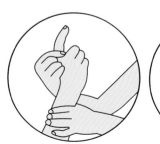

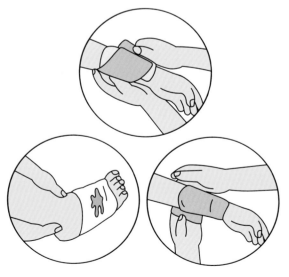

指压止血法　　　　　　　　　加压止血法

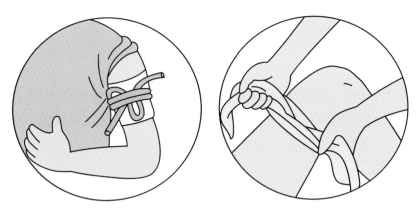

结扎止血法

结扎止血法 小贴士

注：居家无止血带时，可用长筒丝袜替代。

① 常在四肢大量出血时用。

② 上肢要在上臂的中上 1/3 处结扎，下肢要在大腿中下 1/3 处结扎。

③ 结扎止血带后应每隔 30 分钟松止血带一次，每次松 2～3 分钟，保证远端肢体的血供，在明显的部位标注结扎时间。

④ 应用止血带的时间要尽量短，一般 1 个小时以内比较适合，最多不能超过 4 个小时。

⑤ 随时观察肢端皮肤颜色。

◎ 大出血时体位选择

发生大出血时，在及时采取止血措施的同时，要注意出血性休克的症状。如观察到伤者出现神志淡漠、四肢厥冷等，要立即摆成休克体位，并严密观察生命体征，等待救援。

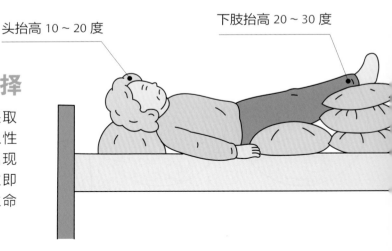

头抬高 10～20 度

下肢抬高 20～30 度

（四）呼吸困难

　　立即通知家属并呼叫"120"，询问有无过敏、哮喘等病史及服药史，是否有过类似的症状，有无使用过药物等。

1 观察长者的呼吸困难表现，有无喘鸣音、口唇发紫等。

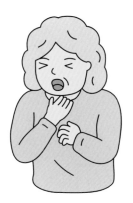

2 有哮喘者，及时找到药物喷雾

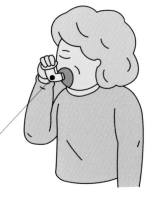

3 口腔内有异物的及时清理，必要时实行海姆立克法急救

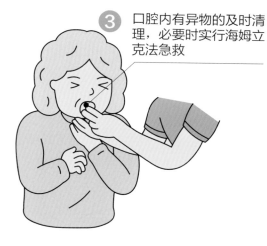

阿姨，胸闷好些没？

4 取半卧位或端坐位

5 拨打"120"急救。

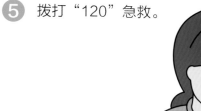

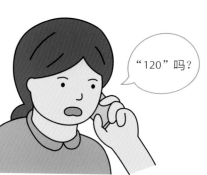

"120"吗？

（五）烫伤

长者若不慎烫伤，照护者应当机立断对被烫伤部位进行降温处理，具体步骤为：冲、脱、泡、盖、送（五字诀）。

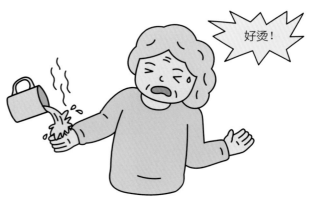

好烫！

冲

立即用自来水（流动的水）冲烫伤部位，直到不疼为止（20～30分钟）。冲洗时水流不可过猛，以免冲破烫伤形成的水疱。

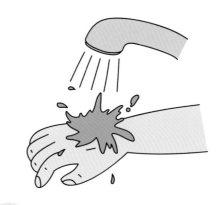

脱

脱去烫伤部位的衣服。脱衣服时注意动作轻柔，烫伤部位被衣服粘连时不能强行剥脱（如袖管、裤管等），可用剪刀小心剪开，以免造成烫伤部位皮损。

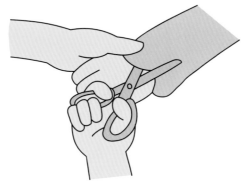

泡

用桶或盆盛满冷水，将烫伤的部位浸泡于洁净的冷水中，以减轻疼痛。

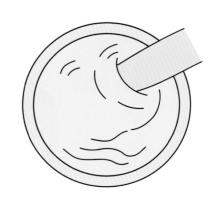

盖

用无菌纱布或干净的毛巾、棉质衣物盖在烫伤处。盖前可在烫伤部位涂烫伤膏或少量食用油，以免伤处皮肤粘住。

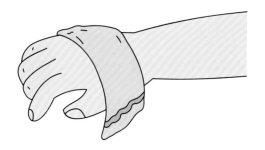

送

送医院处理。

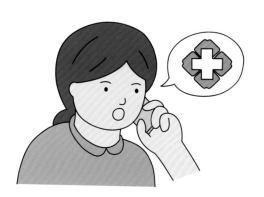

❌ 烫伤处理"五禁忌"

❶ 忌立即涂烫伤药膏：烫伤后不可立刻涂抹烫伤药膏，否则会让热能包覆在皮肤上继续伤害皮肤；立刻冲冷水降温，才是正确的处理方式。

❷ 忌拽脱衣物：烫伤部位被衣物粘住时，不可强行剥脱，可用剪刀小心剪开衣物，剪刀头朝上，避免尖刀伤到皮肤。

❸ 忌冰敷：不可冰敷，因受损皮肤已经失去表皮保护，冰敷会再冻伤。

❹ 忌在烫伤处涂抹牙膏、酱油、肥皂等。

❺ 忌弄破水疱：如有水疱，不可压迫或刺破，以免引起感染。

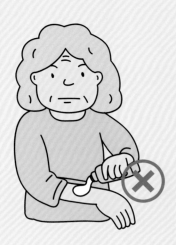

（六）心跳骤停

当发现长者突然倒地时，照护者不要惊慌，按照以下步骤执行。

◎ 呼叫长者

双手同时拍长者双肩并大声呼喊，重复以上动作 2 次，无反应表示长者意识消失。

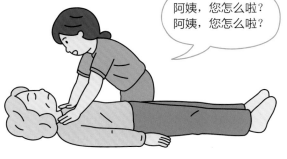

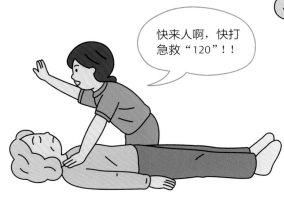

◎ 呼救

向周围人呼救，帮助拨打"120"。若无人，则自行拨打"120"。

◎ 检查脉搏和呼吸

检查颈动脉搏动：用食指和中指指端触摸颈动脉不少于 5 秒，如摸不到则表示无脉搏。

判断呼吸：用耳贴近长者口鼻，眼看胸腔及腹部起伏，不少于 10 秒。若仍感受不到长者气息，而且没有胸部或腹部起伏，则表示无呼吸。

检查颈动脉搏动

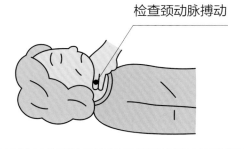

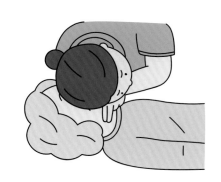

> **判断：**
> 若无脉搏、无呼吸，应立即实施胸外心脏按压和人工呼吸。

◎ 胸外心脏按压

按压部位

两乳头连线与胸骨交界处，即两乳头连线的中点。临床上为胸骨中下 1/3 交界处。

按压部位

按压手法

1. 两手掌根部重叠。

2. 重叠的手掌根部放在两乳头连线中点的胸骨上，双臂肘关节伸直，肩膀位于胸骨上方，垂直用力按压，按压时手掌不离胸壁。

3. 按压深度：胸廓下陷 5 ~ 6 厘米，放松时胸廓回位。

4. 按压频率 >100 次 / 分。

5. 胸外按压与人工呼吸比为 30：2（按压 30 次，人工呼吸 2 次为一个循环）。

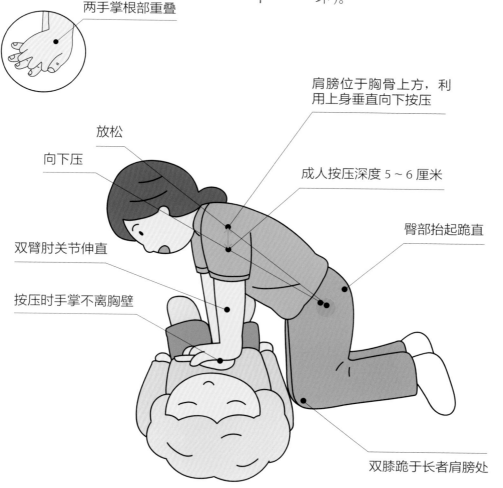

两手掌根部重叠

肩膀位于胸骨上方，利用上身垂直向下按压

放松

向下压

成人按压深度 5 ~ 6 厘米

臀部抬起跪直

双臂肘关节伸直

按压时手掌不离胸壁

双膝跪于长者肩膀处

◎ 人工呼吸

1 去除口鼻腔分泌物和义齿，用仰头抬颌法或双手抬颌法开放气道。

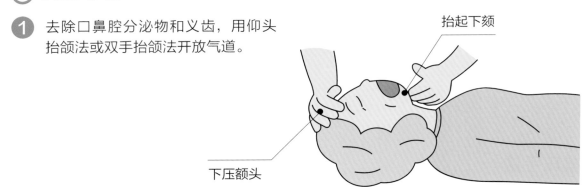

抬起下颌

下压额头

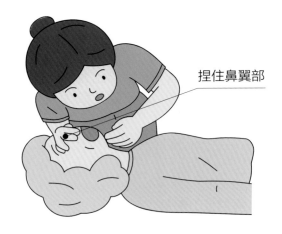

捏住鼻翼部

2 一手捏住鼻翼部，一手协助张口。

3 深吸气，双唇包住长者口部，将气体缓缓吹入。每次不少于1秒，次数连续吹气两次。

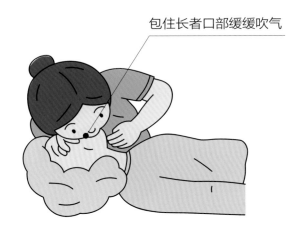

包住长者口部缓缓吹气

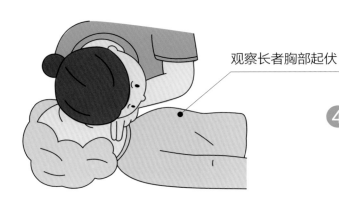

观察长者胸部起伏

4 吹气后放开口鼻，观察胸廓起伏情况。

⑤ 胸外心脏按压与人工呼吸比为 30∶2，5 个循环为一组。

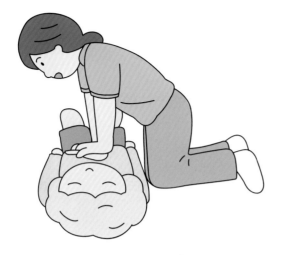

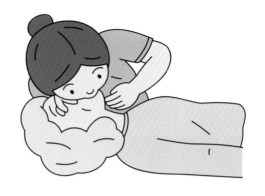

胸外心脏按压 **30** 次 　　　　　　　　人工呼吸 **2** 次

心肺复苏术小贴士

实施心肺复苏术的意义

　　心跳一旦停止，脑细胞就会缺氧。脑细胞缺氧一般能支撑 4 分钟左右，超过这个时间，大脑就会发生不可逆损伤和坏死。

心跳骤停的黄金抢救时间：**4 分钟左右！！！** 所以，心跳一旦停止，必须**立即实施心肺复苏术进行急救**，千万不要坐等救护车来再送到医院治疗。

实施心肺复苏术的注意事项

❶ 判断长者心跳、呼吸是否停止要迅速、准确。如果只是晕厥而非心跳停止则不能实施心肺复苏术。

❷ 按压时注意不可使用冲击式按压，按压时掌根部不可离开胸壁，也不可将整个手掌覆在胸壁上。

❸ 气道开放时勿压迫照护对象下颌软组织，以免照护对象气道梗阻。

❹ 复苏过程中应密切观察病情，判断效果。

❺ 急救中更换操作者，应在心脏按压和吹气间隙进行，不得使抢救中断时间超过 5 秒。

（七）噎食

随着年龄增长，长者吞咽功能逐渐低下，加之唾液分泌减少，食物卡在喉咙，甚至进入气管和肺的情况时有发生。

照护者一旦发现长者在进食过程中出现被食物噎住或卡住的情况，应立即施救，解除气道阻塞，并呼叫急救"120"。

◎ 及时判断噎食

噎食表现：长者进食过程中，出现突然呛咳、剧烈咳嗽、窒息等痛苦表情，或长者不能说话，手按住颈部或胸前，并用手指口腔，则可能是噎食了。

噎食严重表现：出现呼吸困难、两眼发直、脸色发紫，甚至意识丧失等。

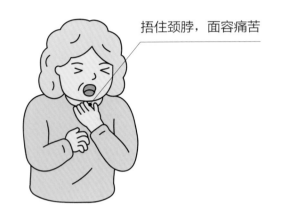

捂住颈脖，面容痛苦

◎ 清醒长者的噎食急救

立即清理口腔

施救者迅速将食指和/或中指伸进长者的口腔，清除长者口腔内的异物。

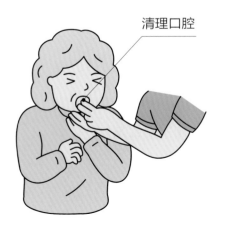

清理口腔

实施海姆立克急救

施救体位：施救者站在长者身后，将一条腿放在长者的双腿之间，让长者倚靠在自己的身上，后背紧贴施救者；使长者上身前倾，头部低向前方，嘴巴张开。

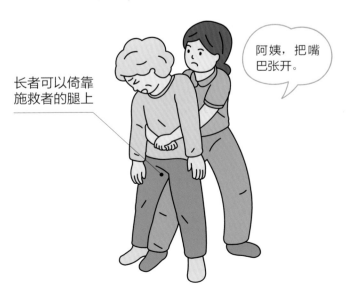

长者可以倚靠施救者的腿上

阿姨，把嘴巴张开。

海姆立克急救法腹部冲击部位：剪刀、石头、布定位——施救者的双手穿过长者的腰部环抱住。

1　一手在脐上二指（剪刀）处握拳。

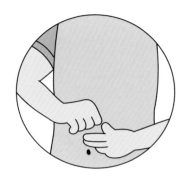

2　将拳头（石头）的拇指侧顶住长者腹部正中处。

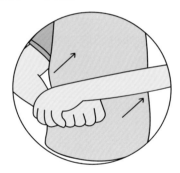

3　另一手伸开（布）抱住握拳之手，快速向后向上用力，冲击长者的腹部，频率 1 秒钟一次，直到异物排出。

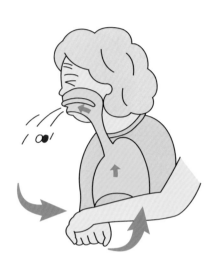

◎ 清醒长者噎食自救

1　使上腹部（剑突下）靠在一个固定的水平物体上（如椅背边缘，扶手或阳台栏杆转角等）。

2　身体往下施力，运用物体的边缘对上腹部施压，制造出向上的冲击力。

3　重复挤压，至少 1 秒钟一次，直到窒息的物体排出。

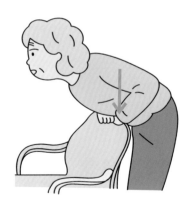

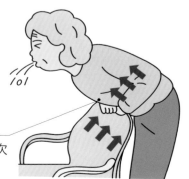

冲击频率 1 秒钟一次

◎ 意识不清长者噎食急救操作步骤

清理口腔

协助取仰卧位，清除口腔内残留食物，同时请旁边的人马上拨打"120"电话。

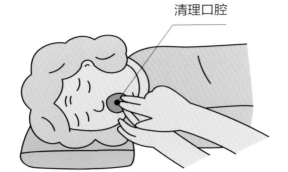

清理口腔

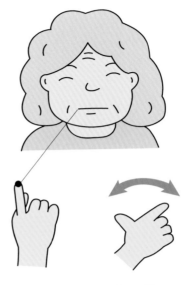

牙关紧闭时，一手向下推下巴，一手拇指和食指伸进口内，张开虎口使之张口，去除异物。

打开气道

使长者头稍后仰，打开气道。

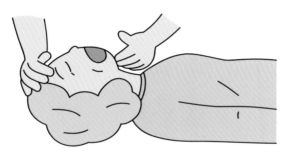

实施海姆立克急救

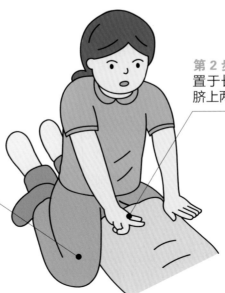

第 1 步：施救者面对长者，双脚骑跨跪于长者大腿两侧或跪于一侧。

第 2 步：将双手掌根部重叠置于长者上腹部，定位于肚脐上两指。

第 3 步：手指抬高离开腹壁，双臂肘关节伸直，利用身体的重量向下向前快速冲击长者上腹部，1 秒钟一次，直到异物排出。

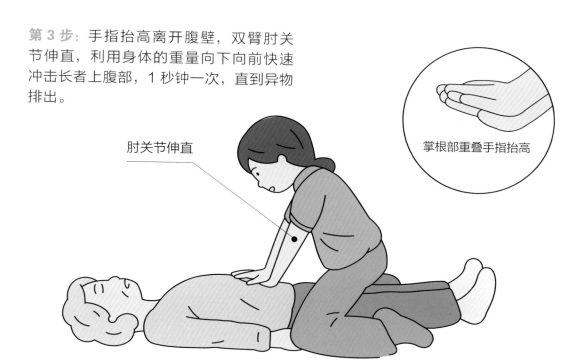

肘关节伸直

掌根部重叠手指抬高

噎食急救注意事项

1 判断及时准确，赢得急救时间，请家人或周围的人及时拨打"120"急救。

2 行腹部冲击法时：
- 根据长者意识、施救者能力选择恰当体位。
- 位置准确，为肚脐上两横指。
- 用力正确：用力方向应为直立位向上向后，平卧位为向下向前；应迅速、有力。
- 在操作过程中要掌握好力度，以防引起腹部脏器破裂。

3 食物（异物）排出后，应送长者到医院检查，确认喉咙深部、气管内没有异物残留。

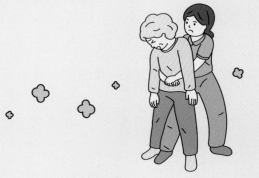

◎ 噎食的预防

噎食预防宣教

对长者、家属及照护者进行噎食预防宣教；培训照护者，掌握噎食表现、预防知识与急救措施。

提早预防

评估长者的年龄、疾病和认知状态，并通过《洼田饮水试验》（见下页）鉴别高危人群，以便早识别、早预防处理。

饮食体位

进食时建议取坐位或半卧位，头部不要向后仰。进餐后30~60分钟方可平卧，防止因食物反流引起窒息。

进食速度

不宜过快或放太多食物入口，控制一口量为平时的二分之一；小口进食，细嚼慢咽，不催促长者进食，避免大口喂食。

不要同时吞流质和固体食物；饭、菜、汤类交替食用。

控制进食速度：如"一口饭嚼30次，一顿饭吃半小时"。

食物的处理

将食物处理成碎片，再细嚼慢咽。特别是戴有义齿者，不要吃圆形、滑溜或者带黏性的食物。

食物宜去骨刺、切细块或煮软；大粒的药丸要磨成粉末；如果有吞咽困难，可以将食物打成糊状进食。

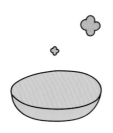
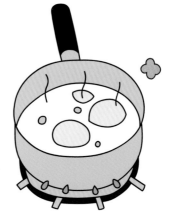

洼田饮水试验小贴士

洼田饮水试验是由日本学者洼田俊夫提出的评定吞咽障碍的试验方法，分级明确清楚，操作简单，利于早期发现吞咽障碍长者。

◎ 试验要求

要求长者意识清楚，并能够按照指令完成试验。

◎ 检查方法

长者端坐，喝下 30 毫升温开水，观察所需时间和呛咳情况，评估长者的吞咽功能，确定有无吞咽障碍和窒息的风险。

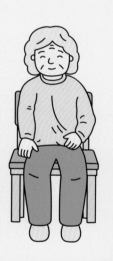

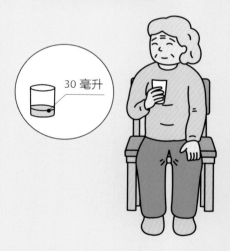

30 毫升

分级	吞咽情况	吞咽功能评定
1 级（优）	能顺利地 1 次将水咽下	5 秒之内咽下：正常 5 秒以上咽下：可疑
2 级（良）	分 2 次以上，能不呛咳地咽下	可疑
3 级（中）	能 1 次咽下，但有呛咳	异常
4 级（可）	分 2 次以上咽下，但有呛咳	异常
5 级（差）	频繁呛咳，不能全部咽下	异常

吞咽功能 1 级（正常）：长者端坐，喝下 30 毫升温开水，5 秒内 1 次顺利地将水咽下。

吞咽功能 2 级（可疑异常）：长者端坐，喝下 30 毫升温开水，5 秒以上 1 次顺利地将水咽下；分 2 次以上，能不呛咳地咽下。

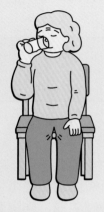

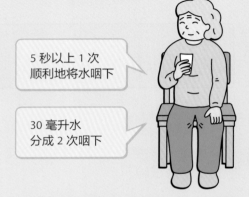

5 秒以上 1 次顺利地将水咽下

30 毫升水分成 2 次咽下

吞咽功能 3 级（异常）：长者端坐，喝下 30 毫升温开水，能 1 次咽下，但有呛咳。

吞咽功能 4 级（异常）：长者端坐，喝下 30 毫升温开水，分 2 次以上咽下，有呛咳。

咳！

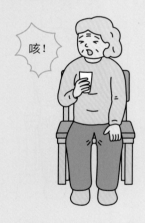

分 2 次以上咽下，有呛咳

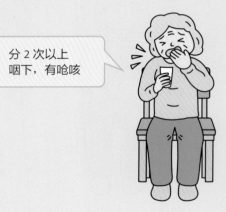

吞咽功能 5 级（异常）：长者端坐，喝下 30 毫升温开水，频繁呛咳，不能全部咽下。

频繁呛咳，不能全部咽下

咳！

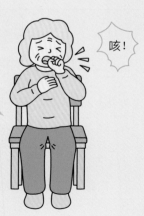

（八）误服

误服是指错食不可食用的物品，或错食药物种类及药物的剂量等。

◎ 误服的风险因素

自身因素

① 长者视力下降。

② 长者存在认知障碍。

照护者因素

① 照护者未能认真执行查对制度。

② 工作责任心不强，防范意识不足。

其他因素

① 药名相似或包装外观相似的药品极易导致用药错误；同种药物不同规格也常引起药物剂量错误。

② 不可食用物品、药品等未安全放置，使认知障碍长者可轻易获取。

◎ 误服的预防措施

① 长者取药时应注意佩戴老花镜，必要时寻求家属或护理员的帮助。

② 对认知障碍长者需家属或照护者 24 小时陪护，避免误食。经常检查整理长者周围可触及的物品，检查食物、药物的保质期。

③ 加强照护者及长者的用药指导，避免用药错误。

④ 加强对照护者培训，严格执行给药查对制度、遵守操作规范。

⑤ 如遇药名相似或包装外观相似的药品，应设置明显标记区分。用药时仔细核对药物剂量。

⑥ 不可食用的物品、药品等妥善存放，可放置在带锁的柜体中或放置在长者不可随意获取的场所。

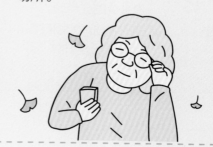

◎ 误服的急救处理

长者疑似误食异物时，应立即紧急处置。首先确认意识和呼吸有无异常，必须确保呼吸道通畅。一些认知障碍的长者，由于疾病的原因什么东西都往嘴里塞。因此，发现这种行为后要先检查周围环境，弄清楚长者吃下的是什么异物，再参照下表进行适当的处置。

误服误食的异物		处置	必须送医的情况
清洁剂	家用碱性清洁剂	给予水或牛奶饮用，不可催吐	送医
	加漂白成分的清洁剂		送医
	厨房清洁剂		5毫升以上送医
	家用中性清洁剂		5毫升以上送医
药物	农药	饮水加催吐	送医
	剧毒药	饮水加催吐	送医
	外用药	饮水加催吐	送医
	安眠药过量	催吐	送医
	解热镇痛药	观察	有异常及时送医
	维生素药	观察	有异常及时送医
	助消化药	观察	有异常及时送医
化妆品	口红	擦拭口腔、漱口	不必送医
	化妆水	给予水或牛奶饮用，加催吐	10毫升以上应送医
	洗发水、沐浴露	给予水或牛奶饮用，不可催吐	5毫升以上应送医
防虫剂	樟脑丸	途中饮水，催吐	立即送医
	萘丸	途中饮水，催吐	立即送医
	干燥剂	途中饮牛奶和豆浆	立即送医
异物	钱币、扣子等	观察	有异常及时送医
	带尖头的或带刺、带钩的异物，如图钉、刀片、大头针等		立即送医
	纽扣电池		立即送医

（九）头晕和晕厥

长者由于身体和疾病的原因，经常会出现头晕等症状，特别是在体位改变、活动、劳累时……照护者要指导长者做好预防，同时掌握晕厥的紧急应对方法，以备不时之需。

◎ 预防

起床时做到"三个半分钟"（醒后 30 秒再起床，起床后 30 秒再站立，站立后 30 秒再行走），同时改变体位时避免幅度过大、用力过猛。

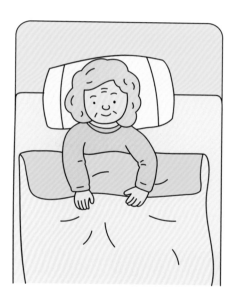

睁开双眼后，继续平卧半分钟。

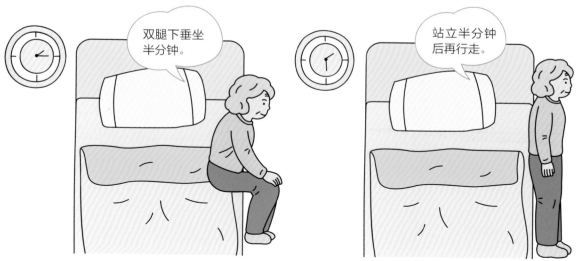

双腿下垂坐半分钟。

站立半分钟后再行走。

减少家务劳动量及活动量，避免造成劳累。

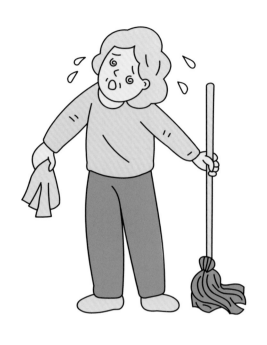

避免空腹进行活动，外出时携带糖果和巧克力。

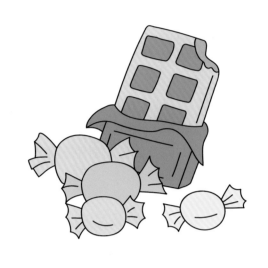

洗浴时不要紧闭门窗，可以视情况留缝、打开排气扇。

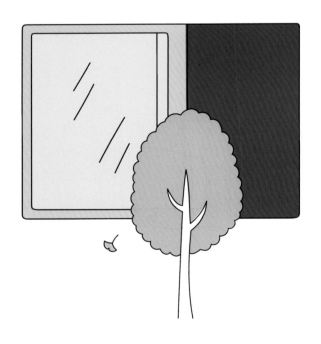

服用降压药一小时内避免久站或剧烈运动。

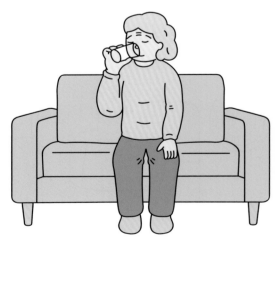

◎ 应对

发生头晕时，立即停止所有操作活动，卧床或就地休息。

开窗通风，解开衣领与上衣。

条件允许时，吸氧。

变换体位时，动作要慢。

头晕症状无法缓解时，及时就诊。

◎ 洗澡时发生晕厥的处置

立即离开浴室躺下，用身边可取到的书、衣服等把腿垫高，并喝一杯热水，慢慢就会恢复正常。

把窗户打开通风，头朝向窗口。

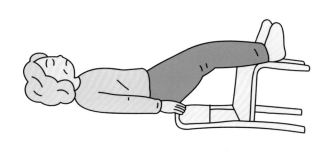

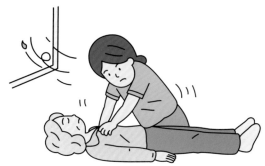

注意保暖，穿上衣服或盖被子、毯子。

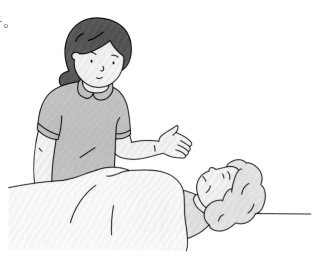

（十）低血糖

◎ 低血糖症状

轻度症状

心慌　　　焦虑　　　冷汗　　　发抖　　　饥饿　　情绪不稳　　头痛

严重症状

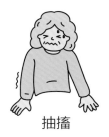 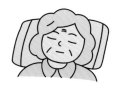 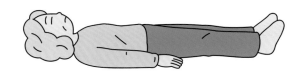

抽搐　　　　　　　嗜睡　　　　　　　意识丧失、昏迷乃至死亡

◎ 出现低血糖的应对措施

应嘱长者就地坐下，防止跌倒。　　　给予糖、巧克力、含糖饮料或糖水或饼干、面包等，注意防止噎食。

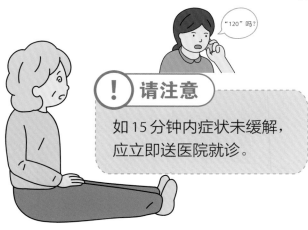

"120"吗？

! 请注意

如15分钟内症状未缓解，应立即送医院就诊。

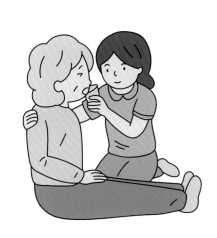

（十一）走失

走失多发生在患有认知障碍的长者身上，他们常常会忘了自己所在的是什么地方，忘了回家的路……在照护这些长者时，要思考如何去防止走失，请关注以下几点。

加强长者的管理，外出时最好由专人陪伴。

在长者身上放写有家属联系信息的卡片。

利用智能定位用品。

居家长者外出时须有人陪伴，不可单独外出。

◎ 戴防走失手环

检查手环，GPS 定位正确，各项功能正常，环带、带扣完好，能正常使用。

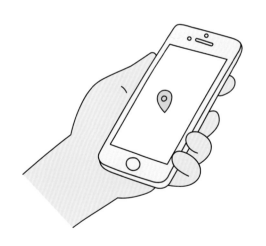
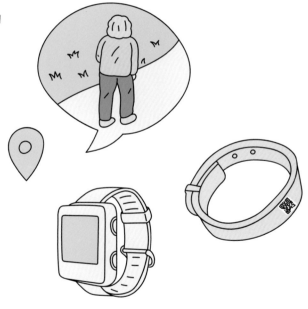

检查要佩戴手环的手无外伤、无皮肤破损、无水肿后，为长者佩戴手环。

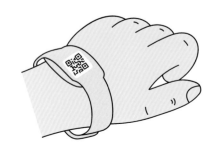

231

第十一章

偏瘫长者生活自理能力训练

协助偏瘫长者进行生活自理能力训练，使长者逐渐恢复自理能力，自己独立穿衣、进食、洗漱……增强长者对生活的信心，摆脱沮丧和无力感，提升晚年的生活质量。

本章节的日常生活自理能力训练内容有床上自主翻身和坐起，穿脱衣裤、鞋子，梳头、洗脸、刷牙，进食，卫生间如厕，沐浴。

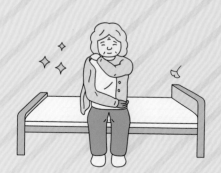

生活自理能力训练 偏瘫长者

* 以下图示长者均为右侧偏瘫，请照护者根据长者实际情况作出相应调整。

（一）自主穿脱上衣训练

◎ 穿开襟上衣步骤

1 长者坐在床边或坐在有靠背的椅子上，双足能平放于地上。

2 将上衣里面朝外，衣领向上置于长者膝盖上。

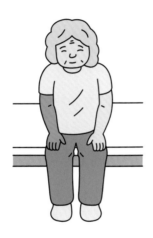

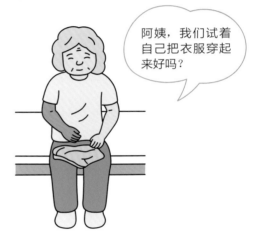

> 阿姨，我们试着自己把衣服穿起来好吗？

3 长者用健手帮助露出里面的袖口。

4 把患手穿进相应的袖口。

> 来，阿姨，左手拿起衣领，露出里面的袖口。

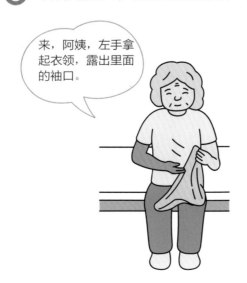

> 现在帮助右手套进袖子里。

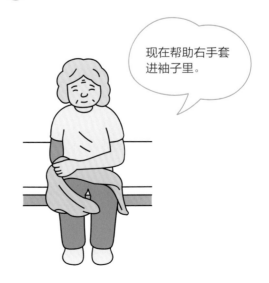

⑤ 将上衣沿患侧上肢拉上并穿到健侧肩和颈部。

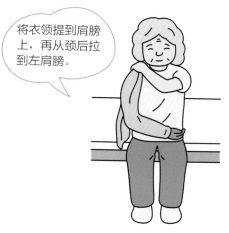

将衣领提到肩膀上，再从颈后拉到左肩膀。

⑥ 把健侧手和上肢穿进衣袖。

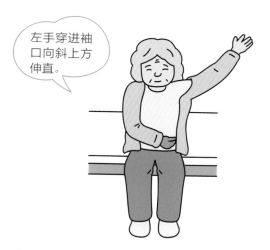

左手穿进袖口向斜上方伸直。

⑦ 长者用健手抓住上衣的后襟将其拉平展平。

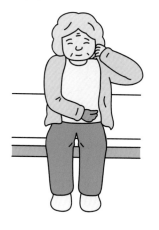

⑧ 整理上衣，使其对称，并使纽扣对准相应的扣眼。

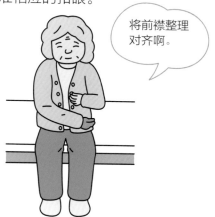

将前襟整理对齐啊。

⑨ 稳定纽扣边缘，用健侧拇指撑开扣眼套上纽扣。

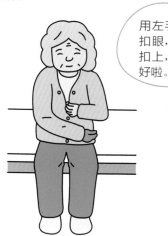

用左手拇指撑开扣眼，对准扣子扣上，衣服就穿好啦。

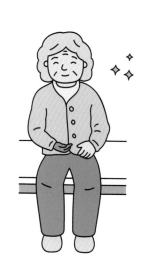

◎ 脱开襟上衣步骤

1 用健手解开纽扣。

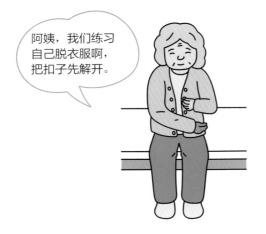

阿姨，我们练习自己脱衣服啊，把扣子先解开。

2 先将患侧上衣脱到患肩下。

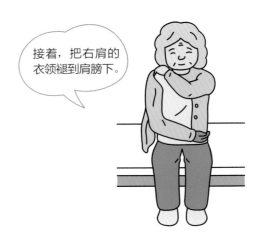

接着，把右肩的衣领褪到肩膀下。

3 然后将健侧脱到健肩下。

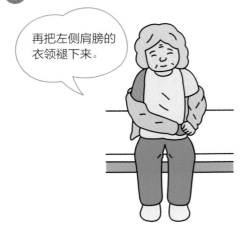

再把左侧肩膀的衣领褪下来。

4 将健侧上肢和手脱出衣袖。

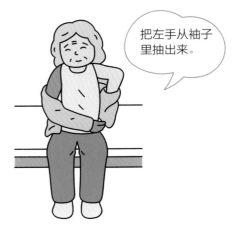

把左手从袖子里抽出来。

5 当健侧手脱出后，长者方可容易地将患侧的衣袖脱下，完成脱衣。

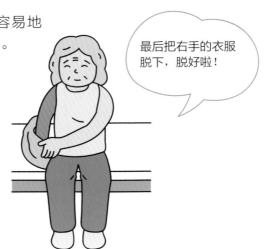

最后把右手的衣服脱下，脱好啦！

◎ 穿套头衫步骤

1 先解开套头衫的纽扣，将套头衫的背面向上衣领口向下放于膝上。

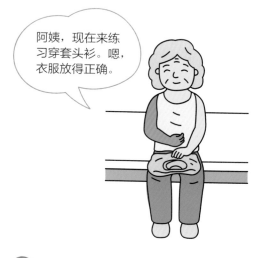

阿姨，现在来练习穿套头衫。嗯，衣服放得正确。

2 用健手将套头衫的后襟拉到一起，直到里面的袖口露出，套在患手上。

左手拉起衣服下摆，往上掀，露出右边袖口，将其套在右手上。

3 协助患手从袖口穿出。

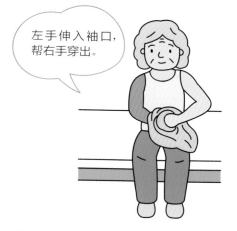

左手伸入袖口，帮右手穿出。

4 拉上衣袖，直到穿到患肘肩膀处。

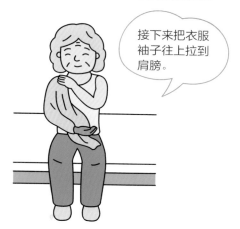

接下来把衣服袖子往上拉到肩膀。

5 握住衣领，低头套上衣服。

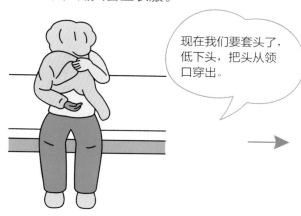

现在我们要套头了，低下头，把头从领口穿出。

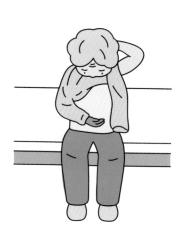

6 健手穿入袖口，向斜上方伸展，穿健侧衣袖。

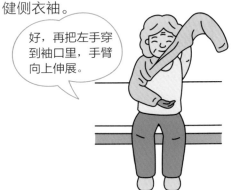

> 好，再把左手穿到袖口里，手臂向上伸展。

7 下拉衣襟，整理好套头衫。

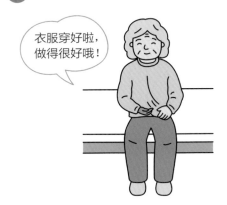

> 衣服穿好啦，做得很好哦！

（二）自主穿脱裤子训练

◎ 穿裤子步骤

1 长者坐在床边，把裤子放在身旁健手容易够到的地方。

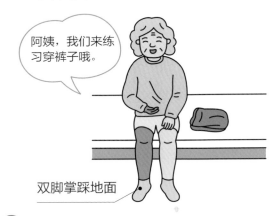

> 阿姨，我们来练习穿裤子哦。

双脚掌踩地面

2 教长者通过抓住其患侧腿使其交叉放置于健侧大腿上。

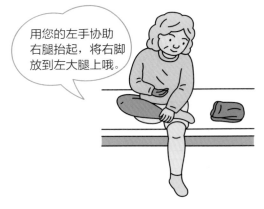

> 用您的左手协助右腿抬起，将右脚放到左大腿上哦。

3 将患侧裤腿穿到患腿脚踝。

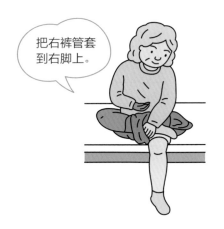

> 把右裤管套到右脚上。

4 将交叉的患腿再次放到地板上。

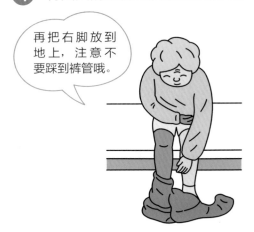

> 再把右脚放到地上，注意不要踩到裤管哦。

⑤ 把健腿裤子穿上。

现在，我们把左腿抬起，穿进左裤管。

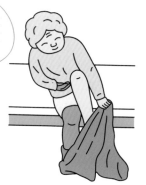

⑥ 将裤子尽可能往上拉到臀部附近。

接着把裤子往上拉到大腿根部。

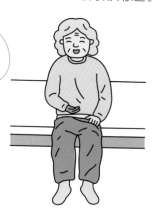

⑦ 让长者通过坐卧转移，躺倒床上，然后通过桥式运动把裤子拉过臀部、直到腰部，并整理好。

现在，可以躺下来，屈腿抬起臀部，把裤子拉到腰上穿好。

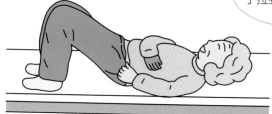

◎ 脱裤子步骤

① 长者坐在床边，将裤子从腰部褪到臀部。

阿姨，来，我们练习自己脱裤子。

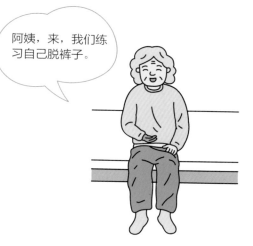

② 通过向左向右倾斜身体，使臀部离开座位，快速将裤子脱到臀部以下。

先往左侧身，左手拉下裤腰，再往右侧一下身，拉下左侧的裤腰。

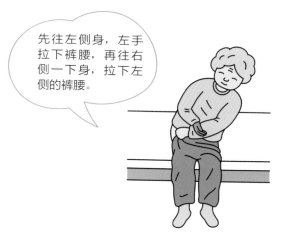

❸ 再将裤子从大腿上脱下。

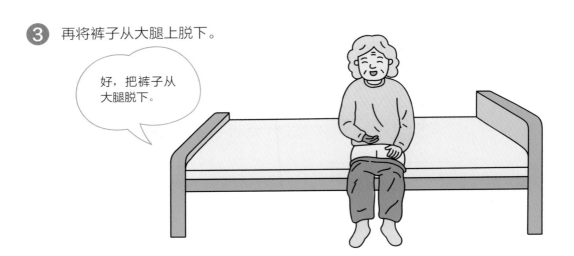

④ 脱裤管两种方法。

方法一：先脱健侧裤管。　　　　　　　　然后用健足踩踢下患侧裤管。

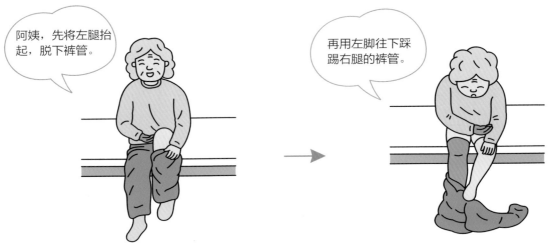

方法二：用健足踩住裤脚，健手抬起　　　然后再脱掉健侧裤管。
患腿，先脱掉患侧裤管。

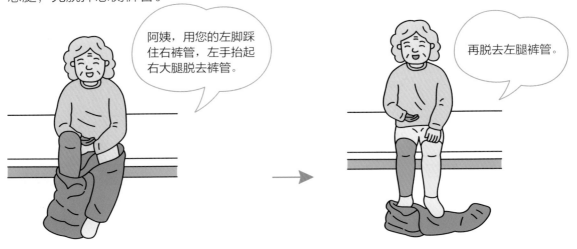

（三）穿脱鞋训练

◎ 穿鞋步骤

① 长者可坐在床边，鞋子应放在容易拿到的地方。

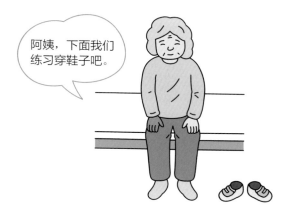

阿姨，下面我们练习穿鞋子吧。

② 长者自己把患侧的鞋子从地上拿起，鞋面向下放在床上或旁边的椅子上。

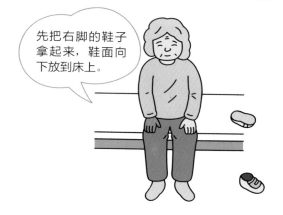

先把右脚的鞋子拿起来，鞋面向下放到床上。

③ 将患腿提起，交叉放于健腿上。

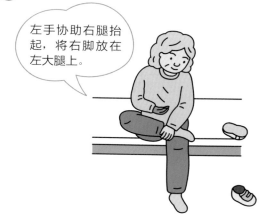

左手协助右腿抬起，将右脚放在左大腿上。

④ 拉开魔力贴，将患脚穿进鞋里。

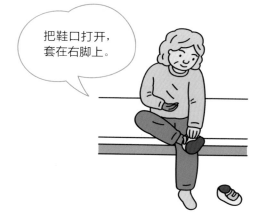

把鞋口打开，套在右脚上。

⑤ 再用健侧手指钩上鞋跟，穿上鞋子。

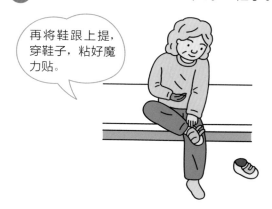

再将鞋跟上提，穿鞋子，粘好魔力贴。

⑥ 用健手粘上魔力贴。

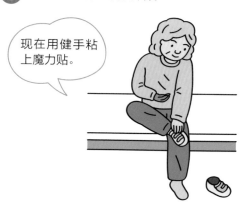

现在用健手粘上魔力贴。

7 最后放下交叉的患腿。

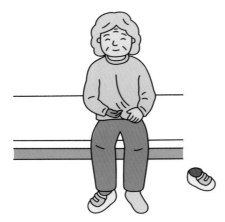 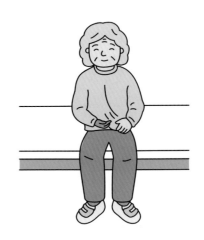

◎ 脱鞋步骤

1 拉开魔力贴。

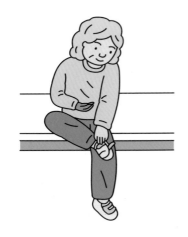

2 用健手帮助患腿交叉于健腿上，脱掉患脚上的鞋子。

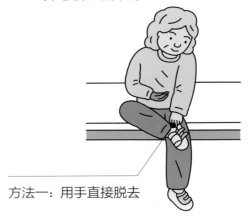

方法一：用手直接脱去

3 或用健足蹬掉患足鞋跟。

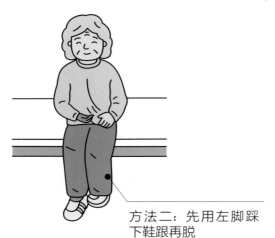

方法二：先用左脚踩下鞋跟再脱

4 再用健手脱下鞋子。

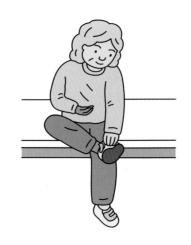

（四）梳头动作训练

◎ 梳头流程

拿起梳子→梳前面的头发→梳后面的头发。

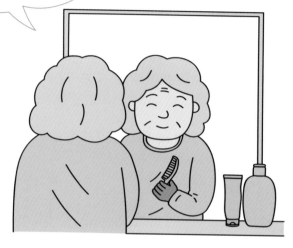

阿姨，今天练习用您的右手给自己梳头哦，用右手拿起梳子。

◎ 梳头训练

1 靠近一个台子并安全坐下→照着放在面前的镜子，拿起放在台上的梳子。

2 鼓励长者使用**患侧手**来梳头，建议用粗 4 柄梳或长柄梳。

3 先梳前面的头发，再梳后面的头发。

来，用左手帮忙抬起您的右手。

好，把前面的头发往后梳。做得很好哦！

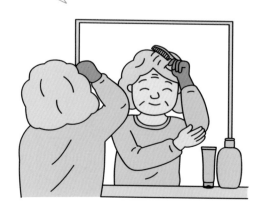

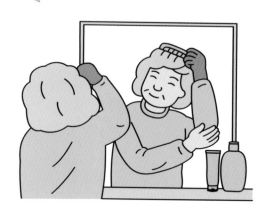

（五）洗脸动作训练

◎ 洗脸流程

打开和关上水龙头 → 冲洗毛巾 → 拧干毛巾 → 擦脸。

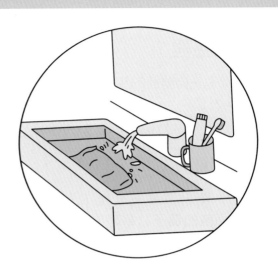

◎ 洗脸动作训练

1 靠近卫生间的洗手池→ 将一条毛巾放进池里，打开水龙头冲洗毛巾。

2 用一只手紧握毛巾将其拧干或用一只手将其缠在水龙头上拧干。

> 阿姨，我们练习一只手拧干毛巾啊。将毛巾缠绕在水龙头上，朝着一个方向旋转。

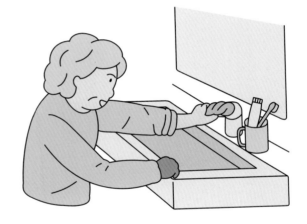

3 毛巾拧至半干时，平铺在手掌上擦脸。重复2～4次，直到洗净为止。

> 毛巾拧至半干就可以了，展开擦拭脸部，要擦干净哦。

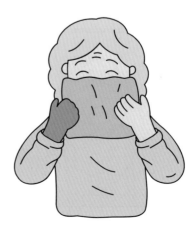

（六）刷牙动作训练

◎ 口腔卫生流程

牙杯里装满水 → 将牙膏挤在牙刷上 → 刷牙 → 漱口。

◎ 刷牙漱口动作训练

① 靠近卫生间里的洗手池 → 打开水龙头→将牙杯装满水。

② 关上水龙头并将牙杯放在旁边。

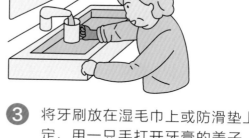

阿姨，现在开始练习自己刷牙哦，用**患侧手**打开水龙头，拿着杯子接水。

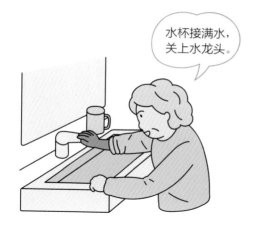

水杯接满水，关上水龙头。

③ 将牙刷放在湿毛巾上或防滑垫上稳定，用一只手打开牙膏的盖子，将牙膏挤在牙刷上。

用左手打开牙膏盖子，将牙膏挤到牙刷上。
* 精细动作用健侧手

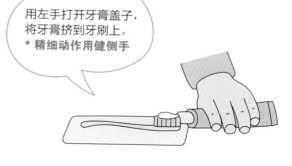

④ 放下牙膏并拿起牙刷刷牙。

左手拿牙刷开始刷牙。

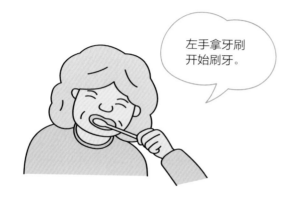

⑤ 放下牙刷并拿起漱口杯漱口，最后擦拭完成。

右手拿水杯漱口，漱好口把嘴巴擦干净哦。

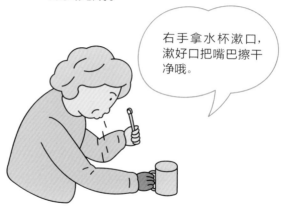

（七）进食动作训练

◎ 进食流程

从容器里盛起食物 → 把食物放进嘴里 → 吞咽。

◎ 进食动作训练

1 在桌边坐稳，注意食物及食具 → 伸手拿起食具（筷子、勺子、叉子或辅具）。

2 把食具放入有食物的碗碟，夹住食物。

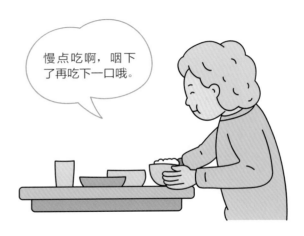

> 阿姨，今天要自己吃饭哦，您用右手抓住勺子柄，对，就这样。

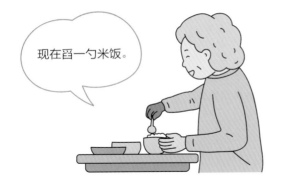

> 现在舀一勺米饭。

3 将食物运送到口部，张开嘴巴，将食物送入口中。

4 进行咀嚼和吞咽。

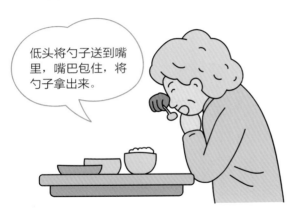

> 低头将勺子送到嘴里，嘴巴包住，将勺子拿出来。

> 慢点吃啊，咽下了再吃下一口哦。

（八）排泄动作训练

1 长者从床上或椅子上坐起。

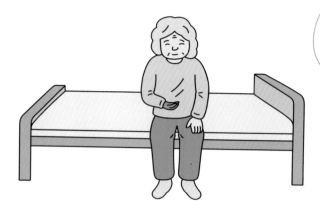

> 阿姨，要上厕所吗？那我们练习一下您自己独立去卫生间解大小便啊。

2 独立或用助行器走到卫生间，打开门。

健手开门

健手拄拐

3 进入卫生间，接近马桶，从健侧转身，直到马桶正好位于身后。

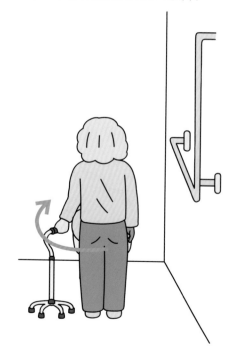

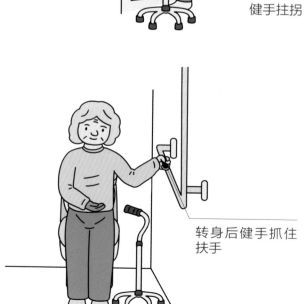

转身后健手抓住扶手

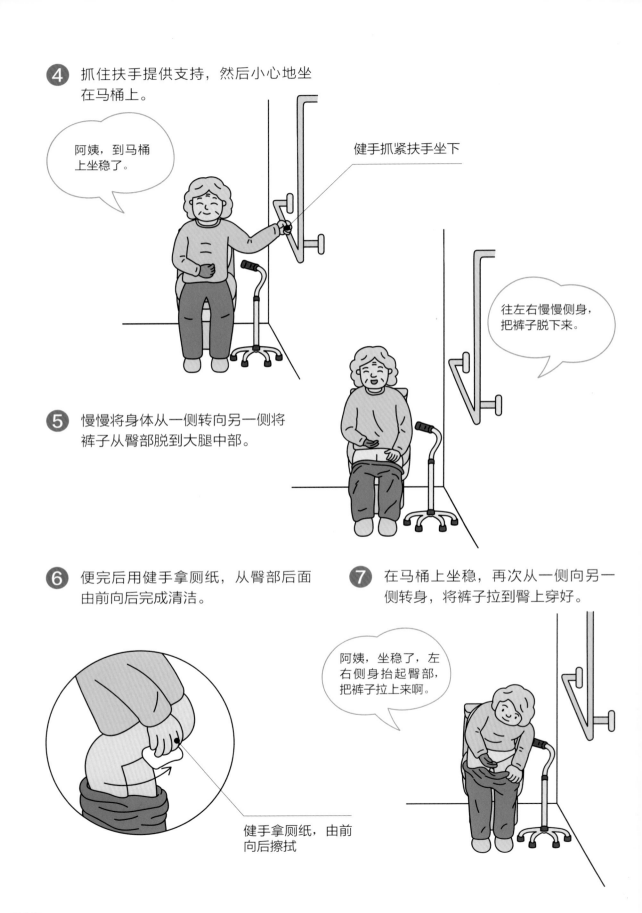

④ 抓住扶手提供支持，然后小心地坐在马桶上。

阿姨，到马桶上坐稳了。

健手抓紧扶手坐下

往左右慢慢侧身，把裤子脱下来。

⑤ 慢慢将身体从一侧转向另一侧将裤子从臀部脱到大腿中部。

⑥ 便完后用健手拿厕纸，从臀部后面由前向后完成清洁。

健手拿厕纸，由前向后擦拭

⑦ 在马桶上坐稳，再次从一侧向另一侧转身，将裤子拉到臀上穿好。

阿姨，坐稳了，左右侧身抬起臀部，把裤子拉上来啊。

8 抓住扶手，从马桶上站起。

9 向右侧转身，盖上马桶盖，
健手按压按钮冲水。

10 走出卫生间。

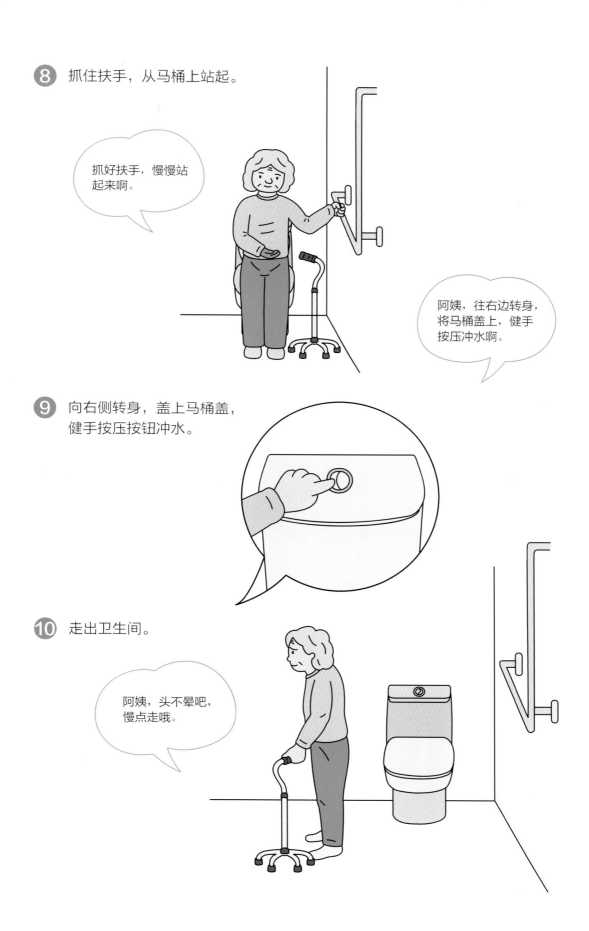

249

（九）浴缸洗浴动作训练

◎ 动作流程

准备换洗衣服并拿到浴室 → 准备水 → 沐浴洗澡（脱掉衣服、移进浴缸、打湿身体、擦洗身体、洗头发、冲洗身体、擦干身体、穿上衣服）。

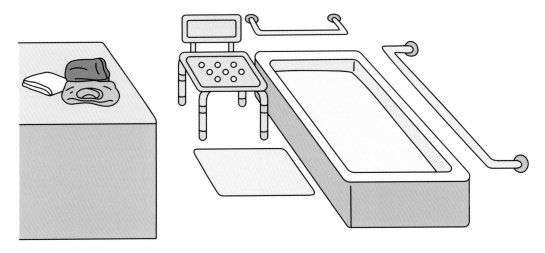

◎ 洗浴动作训练

准备完水以后，坐在浴缸旁的浴椅上脱下衣物。

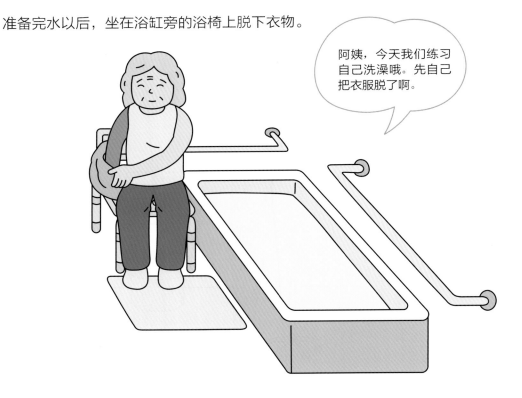

阿姨，今天我们练习自己洗澡哦。先自己把衣服脱了啊。

进入浴缸

1. 左手抓紧浴缸头部扶手。

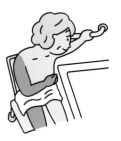

2. 抬起左脚放进浴缸。

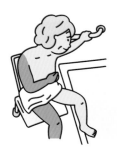

3. 臀部移坐到浴缸边沿。

4. 用左手协助右腿移进浴缸。

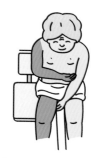

5. 左手抓紧浴缸侧面扶手。

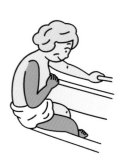

6. 臀部抬起离开浴缸边沿。

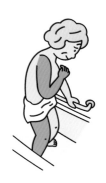

7. 抓紧扶手，身体慢慢下蹲，坐进浴缸。

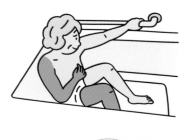

清洗

1. 用沐浴液、长柄刷/毛巾等完成擦身。

再用点沐浴液洗洗。

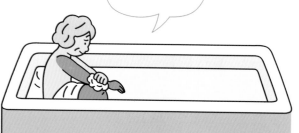

最后，用花洒冲干净身体，澡就洗好了。

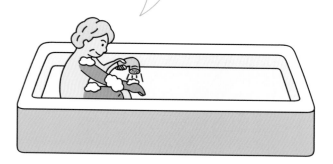

2. 用花洒冲洗干净身体。

③ 将浴缸水排净，用干毛巾擦干身体。

用干毛巾把身体擦擦干。

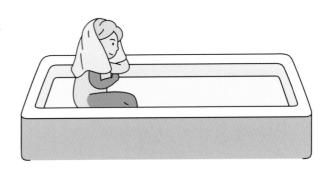

出浴缸

① 左手用力抓住扶手，左脚踩在浴垫上，使上身和臀部向上浮起。

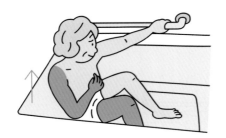

② 待臀部上浮至浴缸沿高度时，将臀部坐在浴缸沿及旁边的浴椅上。

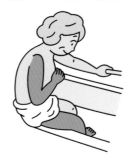

③ 用左手协助右腿抬起移出浴缸。

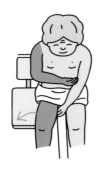

④ 将臀部完全移到浴椅上，再将左腿移出浴缸，准备穿衣服。

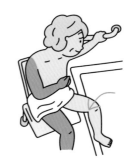

⑤ 安全地坐在浴椅上，穿上衣服。

阿姨，完成得很好哦！

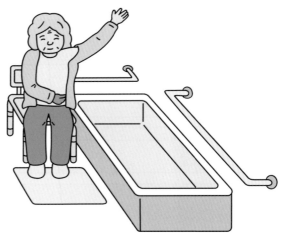

（十）淋浴动作训练

◎ 动作流程

准备换洗衣服并拿到浴室→
准备水 → 沐浴洗澡（脱掉衣服、
坐在浴椅、打湿身体、擦洗身体、
洗头发、冲洗身体、擦干身体、
穿上衣服）。

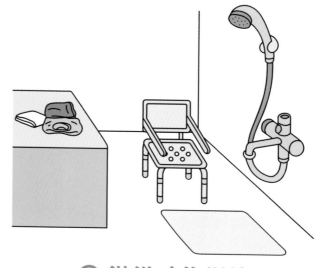

◎ 淋浴动作训练

❶ 调试完水温以后，坐在浴椅上脱下
衣物。

> 阿姨，我们现在练
> 习自己洗淋浴哦，
> 您把衣服脱掉。

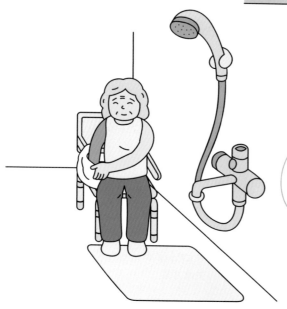

❷ 打开水龙头，试水温，用花洒淋湿
身体。

> 将水龙头开关放在中间，
> 然后打开水龙头慢慢地
> 向左调热水，调至水温
> 适宜后用花洒淋湿身体。

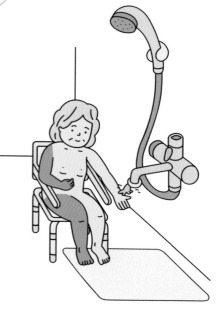

3 用沐浴液、长柄刷 / 毛巾等完成擦身。

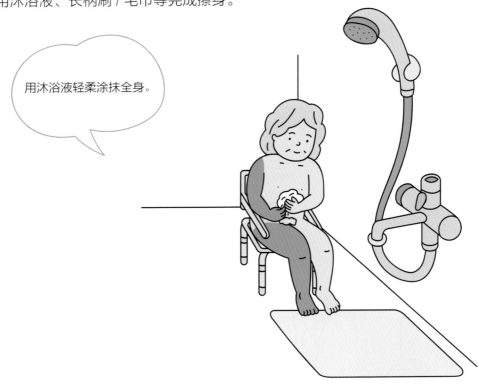

用沐浴液轻柔涂抹全身。

4 冲洗身体。

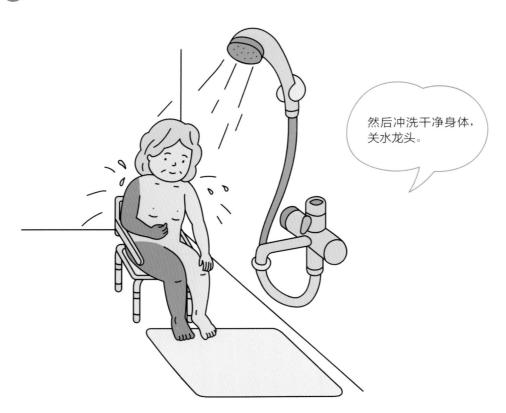

然后冲洗干净身体，关水龙头。

5 用浴巾或干毛巾擦干身体。

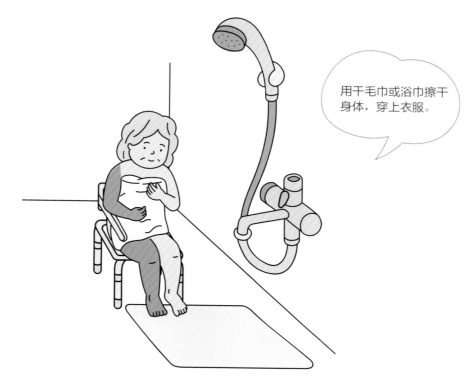

用干毛巾或浴巾擦干身体，穿上衣服。

6 安全地坐在浴椅上，穿上衣服。

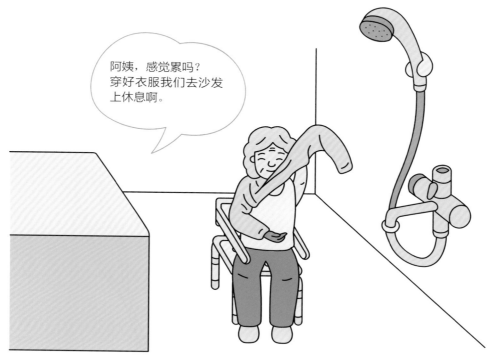

阿姨，感觉累吗？穿好衣服我们去沙发上休息啊。

辅具使用和移动训练

　　随着年龄增长，长者下肢力量和平衡能力会越来越差，行走时需借助辅具来支撑身体的平衡，如手杖、拐杖、助行器等。科学正确地使用行走辅具，可以最大限度地保护长者的行走安全。

（一）行走拐杖的选择和训练

◎ 行走拐杖的选择

T 字手杖

　　方便抓握，有安定感。手柄的角度易于发挥手腕的力量，形成支撑身体的支点。适用于手腕有力量的长者。

多点手杖（4 脚手杖、3 脚手杖）

　　四个着地点增加了稳定性，即使支撑全部体重长者也不会轻易跌倒。适用于步行不稳定的长者，路面需平坦。

前腕支撑手杖

　　手柄上部有套环，使手杖固定于前臂，两点固定支撑。适用于手腕力量较弱，或骨折、扭伤、髋关节疾病、下半身瘫痪者。

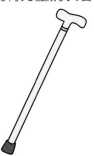

腋下双拐杖

　　以左右两支成对使用，通过腋窝与手腕支撑身体重量。适用于骨折、扭伤、下半身瘫痪者。

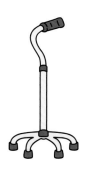

助行器

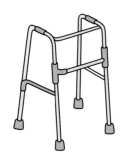 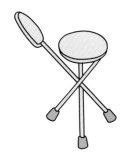

拇指和食指在前　　　　　中指、无名指、小指在后

◎ 手杖的使用

手杖的握持：健侧手握持手杖，T 字手杖短侧在前，长侧在后，即拇指和食指握短侧，剩下的三指握长侧。横柄夹在食指和中指中间。

长者直立，握紧手柄，将手杖着地端放在足前方或足侧方 15 厘米处，肘部呈 20～30 度屈曲角度时是手杖的适宜长度。

手杖握把高度：杖顶与髋关节同高，或握把高度与手肘微弯时的手腕高度齐平。

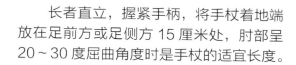

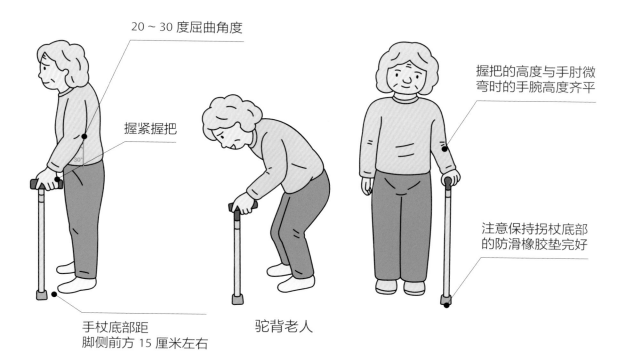

20～30 度屈曲角度

握紧握把

握把的高度与手肘微弯时的手腕高度齐平

手杖底部距脚侧前方 15 厘米左右

驼背老人

注意保持拐杖底部的防滑橡胶垫完好

◎ 偏瘫长者步行训练

训练要点

　　训练者站在长者的患侧斜后方，与患侧两拳距离，扶住患侧手臂。

　　辅助长者左右方向的重心移动，同时防止前后方向的重心失衡。

　　如患侧下肢拖蹭地面，可适当辅助向前迈步。喊口令，使长者在一定的节奏和律动下步行。

　　不要抓长者裤腰，如需要抓扶时可使用腰带。

　　初期步行 10 米后调转方向返回，逐渐拉长距离。

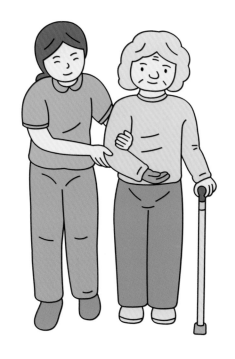

三点步行法

① 伸出手杖。

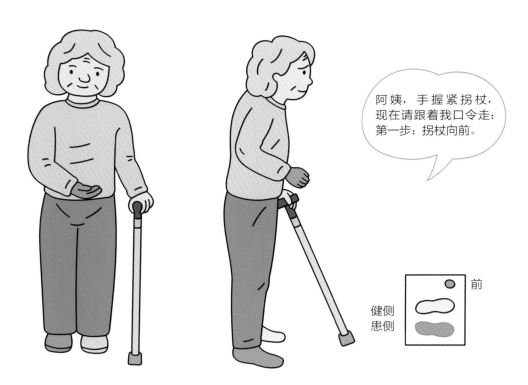

阿姨，手握紧拐杖，现在请跟着我口令走：第一步：拐杖向前。

前

健侧
患侧

2 迈出患侧的脚。

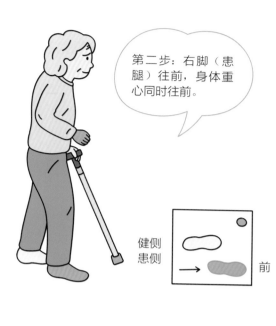

第二步：右脚（患腿）往前，身体重心同时往前。

健侧
患侧

前

3 再迈出健侧的脚。

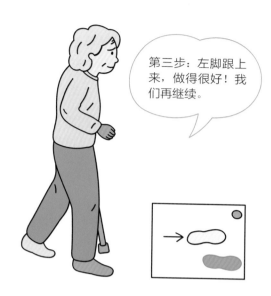

第三步：左脚跟上来，做得很好！我们再继续。

二点步行法

1 手杖和患侧腿同时伸出。

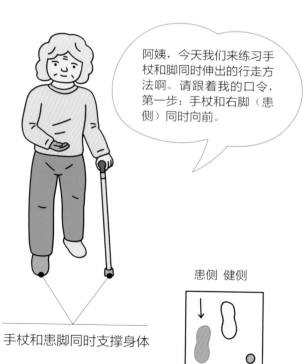

阿姨，今天我们来练习手杖和脚同时伸出的行走方法啊。请跟着我的口令，第一步：手杖和右脚（患侧）同时向前。

手杖和患脚同时支撑身体

患侧 健侧

前

2 健侧迈出（手杖和患侧同时负荷）。

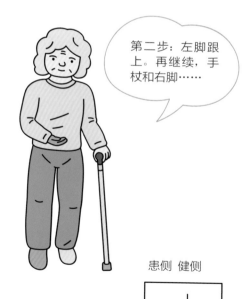

第二步：左脚跟上。再继续，手杖和右脚……

患侧 健侧

（二）助行器行走训练

适用人群： 适合双手都有一定力量，并且平衡能力下降或下肢肌力衰退的长者。这种步行方法适合在平坦区域内短距离移动。

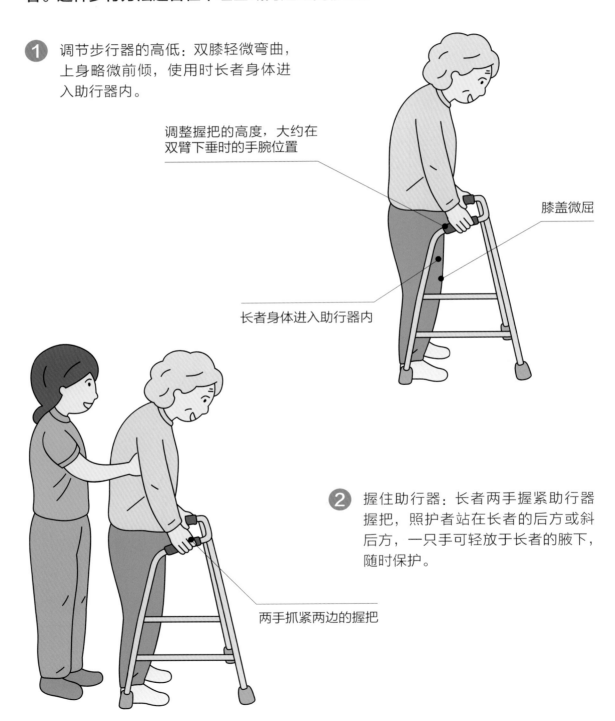

1. 调节步行器的高低：双膝轻微弯曲，上身略微前倾，使用时长者身体进入助行器内。

调整握把的高度，大约在双臂下垂时的手腕位置

膝盖微屈

长者身体进入助行器内

2. 握住助行器：长者两手握紧助行器握把，照护者站在长者的后方或斜后方，一只手可轻放于长者的腋下，随时保护。

两手抓紧两边的握把

③ 提起助行器：长者抓住握把，将助
  行器往身体的前方提起，再送出。

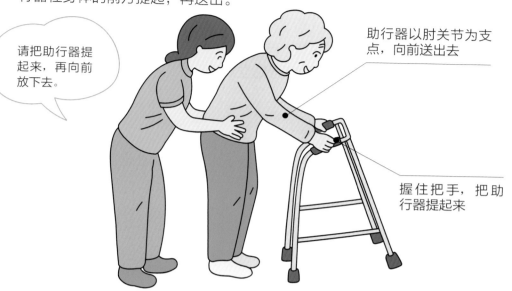

请把助行器提
起来，再向前
放下去。

助行器以肘关节为支
点，向前送出去

握住把手，把助
行器提起来

(!) **请注意**

使用助行器需要一定的腕力，
有的偏瘫长者无法使用。

④ 步行器着地，向前迈步。待送出的
  助行器着地，确定四脚放稳后，长
  者将身体重心负载在握把上，迈步
  向前。如此反复进行。

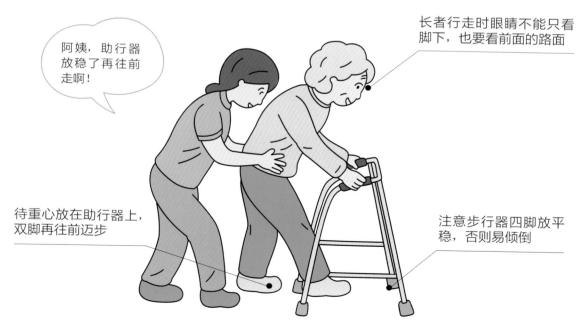

阿姨，助行器
放稳了再往前
走啊！

长者行走时眼睛不能只看
脚下，也要看前面的路面

待重心放在助行器上，
双脚再往前迈步

注意步行器四脚放平
稳，否则易倾倒

（三）移乘移动训练

　　偏瘫长者的移乘移动训练内容有：向患侧自行翻身、向健侧自行翻身、自行从床上坐起、自行从床转移到轮椅、自行站立训练。

◎ 向患侧自行翻身训练

1 长者仰卧于床上，用健手把患侧上肢和手放于腹部上，屈曲健侧下肢，使足底平放于床面上。

阿姨，我们现在练习向右侧（患侧）翻身啊，请用您的左手抱住右手放到肚子上。

健手抱患手

再屈起左腿膝盖

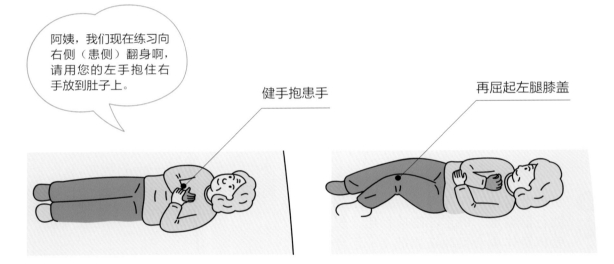

2 先把头和颈部转向患侧，将健侧上肢伸向患侧，同时将健侧立起来的膝盖倒向患侧，上半身也跟着向患侧翻转。

现在请把头转向右边，左脚蹬床面同时将膝盖用力往右边倒。

头和膝盖往右边倒的同时，腰背配合用力抬起翻向右侧

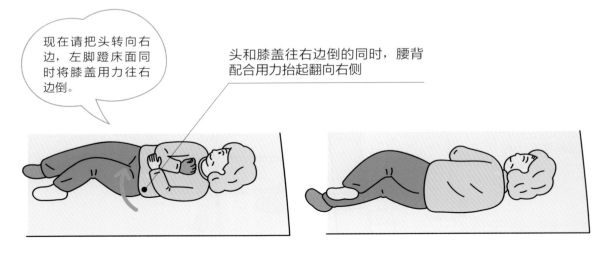

◎ 向健侧自行翻身训练

1 长者仰卧于床上，双上肢放于体侧→用健手把患侧上肢和手放于胸部→用健侧足部勾住患腿。

2 使患腿屈曲并保持患足足底平放于床上 →把头和颈部转向健侧。

阿姨，下面我们来练习向左侧自行翻身啊，用左手抱着右手放在肚子上，左脚伸到右小腿下面。

再把头转向左边。

健脚从下方勾住患脚

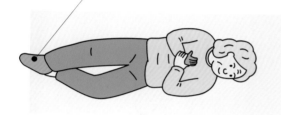

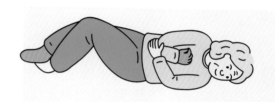

3 用健手抱住患侧肩膀以帮助患侧上肢转向健侧→把躯干和腰部转向健侧→把骨盆和患侧下肢转向健侧完成动作。

阿姨，用左手往上扳动右肩，左腿膝盖同时倒向左边哦。

在左膝盖倒向左侧时，躯干和腰同时用力带动患肢转向左侧

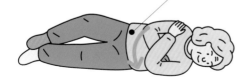

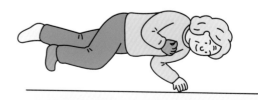

◎ 从健侧卧位坐起训练

① 以仰卧位翻向健侧卧位→用健侧足部勾住患腿足跟，带动患腿远离床外，分开双腿。

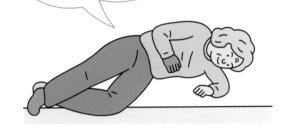

> 阿姨，我们现在要自己坐起来哦，先用左脚把右脚勾到床边，两腿自然下垂。

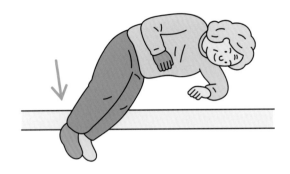

② 有护栏床：长者用健手握住床护栏把身体拉起，下肢像钟摆一样下压。

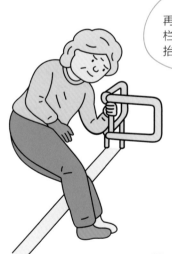

> 再用左手抓住床栏，用力使上身抬起。

无护栏床：将左手肘打开，尽量外展，撑住床面用力抬起上身。

> 将左手肘打开，尽量外展，撑住床面用力抬起上身。

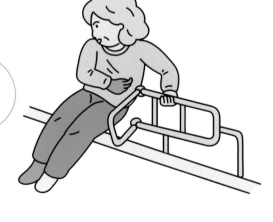

3 然后通过外展和伸直健侧上肢，把身体从卧位撑起，协同躯干坐起到直立。

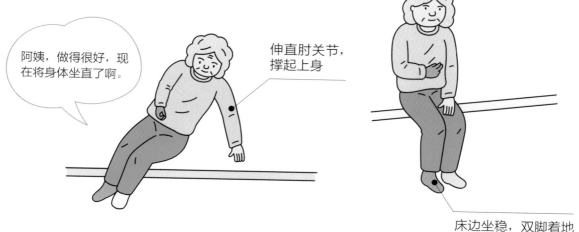

阿姨，做得很好，现在将身体坐直了啊。

伸直肘关节，撑起上身

床边坐稳，双脚着地

◎ 自行从床移坐到轮椅训练

1 轮椅放在长者的健侧并且与病床成 30 ~ 45 度放置→抬起脚踏板，刹住车闸→沿着床将身体稍微移向轮椅。

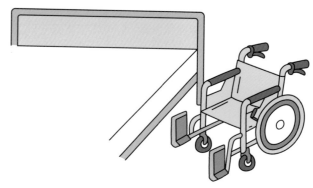

2 将健足稍微向前，患足稍后放置→用健手够到轮椅内侧扶手，抓住提供支撑。

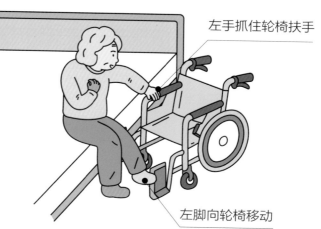

阿姨，我们来练习自己上轮椅啦。第一步：请用左手抓住轮椅靠床的扶手，将左脚往轮椅移一步。

左手抓住轮椅扶手

左脚向轮椅移动

3 身体前倾站起→用健手够到轮椅的外侧扶手。

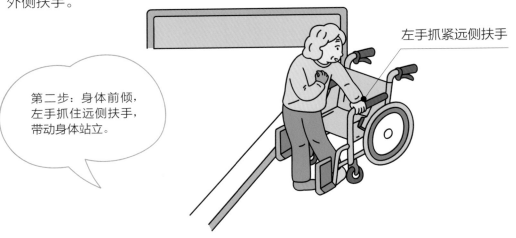

左手抓紧远侧扶手

第二步：身体前倾，左手抓住远侧扶手，带动身体站立。

4 以健腿为主要旋转轴，身体转动。

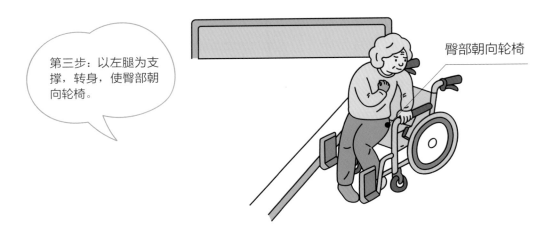

臀部朝向轮椅

第三步：以左腿为支撑，转身，使臀部朝向轮椅。

5 坐进轮椅→调整轮椅坐姿和平衡。

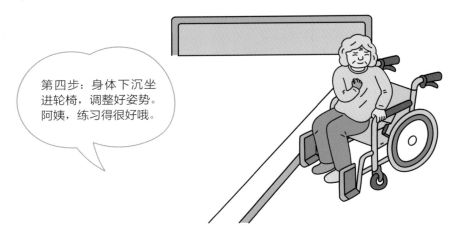

第四步：身体下沉坐进轮椅，调整好姿势。阿姨，练习得很好哦。

◎ 从坐位自行站立的练习

1 长者坐于床边，双足分开与肩同宽，双足垂直平放于地上。

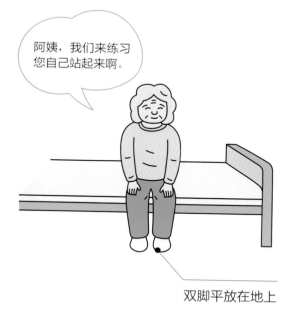

阿姨，我们来练习您自己站起来啊。

双脚平放在地上

2 双手放在膝盖上，躯干向前倾斜→双脚后收，双膝前移超过足尖。

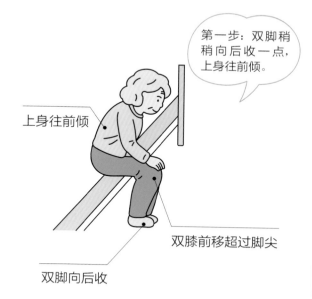

第一步：双脚稍稍向后收一点，上身往前倾。

上身往前倾

双膝前移超过脚尖

双脚向后收

3 双手撑膝盖，臀部抬离床面，双腿用力，伸髋伸膝站起。

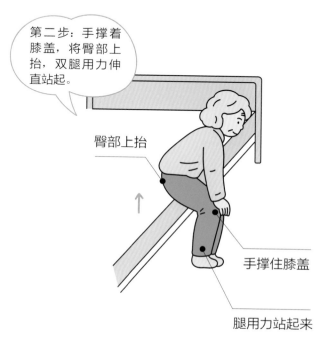

第二步：手撑着膝盖，将臀部上抬，双腿用力伸直站起。

臀部上抬

手撑住膝盖

腿用力站起来

4 身体躯干挺直站立，双手分开，自然下垂，置于体侧。

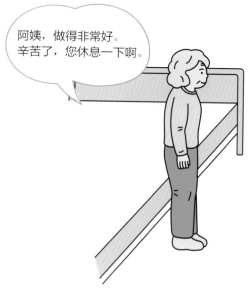

阿姨，做得非常好。辛苦了，您休息一下啊。

第十二章

长者日常的
身体运动训练

适当的运动锻炼，可以增加身体和关节的柔韧度，减缓老化的速度，增强平衡能力，防止跌倒等伤害，从而使长者的整体生活质量保持在良好的状态。

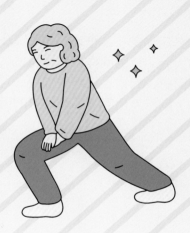

（一）运动训练选择

健康老人
通常以维持关节活动度及肌肉力量为主。

衰弱老人
通常选择恢复健康状况的运动。

患病老人
需根据罹患的疾病以预防并发症的发生为主，同时可辅以被动运动。

！ 请注意

依据老人不同身体情况选择适当的运动强度和运动方式。

- 以温和为主要原则。
- 避免过量和时间过长导致损伤或意外。
- 预防跌倒。

（二）常见的运动训练

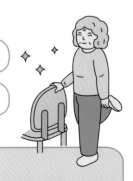

- 步行类的有氧运动
- 缓慢且少量的抗阻力运动
- 柔软度运动
- 家务活动

　　家务活动等于"低度运动"，因此，做家务时保持愉快的心情、注意动作的节奏，加大活动范围同样也有健身的效果。适合的家务有：晾晒衣服、丢垃圾、拖地板、擦窗户、购物、铺床叠被等，但日常家务的活动量不足以完全代替运动，所以长者除了家务外还应该养成良好的运动习惯。

（三）抗阻力运动

手臂运动

1 背部挺直，两腿分开站立，两手臂向前伸直并上举，高度与肩膀平齐（两手可各握 1 ~ 2 千克的哑铃），维持姿势 5 ~ 10 秒。此为一回合。

2 一天做 2 ~ 3 次，每次 5 ~ 10 个回合。

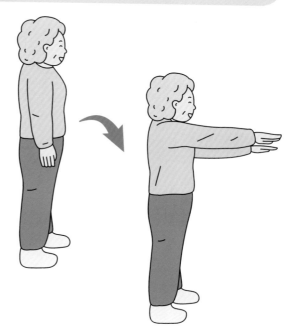

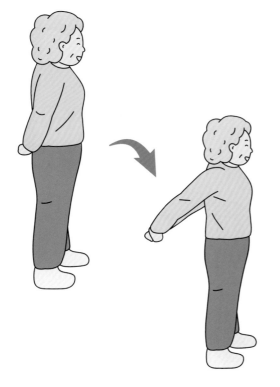

夹背运动

1 两腿分开站立，两手在背后紧握，慢慢往上抬，往中间挤压肩胛骨，维持 5 ~ 10 秒。此为一回合。

2 一天做 2 ~ 3 次，每次 5 ~ 10 个回合。

拧毛巾

1 双手紧握毛巾，向相反方向用力拧，维持姿势 5 秒。然后双手交换方向用力拧，此为一回合。

2 一天做 2 ~ 3 次，每次 5 ~ 10 个回合。

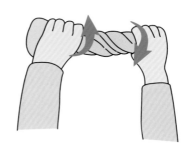

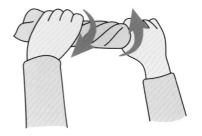

长者由于肌肉萎缩，易出现下半身肌力弱的问题，渐进式的抗阻力运动训练可以增强肢体肌力和耐力，预防骨质疏松。

抬臀运动

1 仰卧床上屈膝，脚掌和背部撑床（双手轻放在身体两侧），抬高臀部维持5秒钟，然后臀部放回床面休息5秒，此为一回合。

2 一天做2~3次，每次5~10个回合。

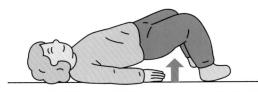

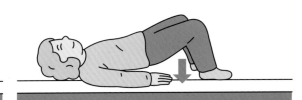

半蹲运动

1 靠墙站立，背部挺直，双脚并拢。在身体前面放一张靠背椅，手扶椅背，膝盖微微弯曲，维持姿势5~10秒。回到站立姿势，休息20秒。此为一回合。

2 一天做2~3次，每次5~10个回合。

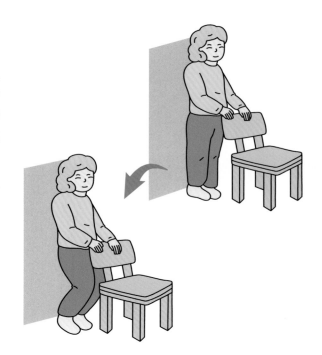

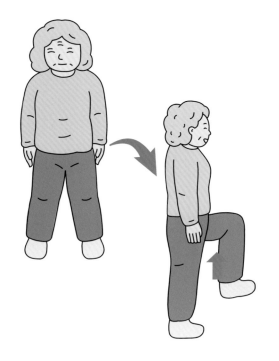

抬腿运动

1 靠墙站立，挺直腰背，两脚与肩同宽，以保持平衡。抬高大腿至膝盖弯曲成90度，维持姿势5~10秒。左右脚轮流做一次为一回合。

2 一天做2~3次，每次5~10个回合。

（四）柔软度运动

颈部柔软度运动

① 坐在稍矮的靠背椅上，两手交叉抱头，将头部轻轻下压，下巴尽量往胸口靠近。

② 维持姿势 5 ~ 10 秒，重复 2 ~ 3 次。

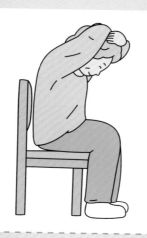

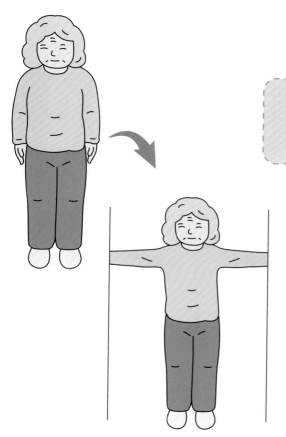

> 保持身体的柔软度能够改善肌肉和关节，可预防受伤、减轻酸痛，同时降低长者跌倒的风险。

胸肩部柔软度运动

① 面向门框站立，两手手臂抬起至肩膀高度，手掌贴在门框上，上半身尽量前倾，使胸部伸展。

② 维持姿势 5 ~ 10 秒，重复 2 ~ 3 次。

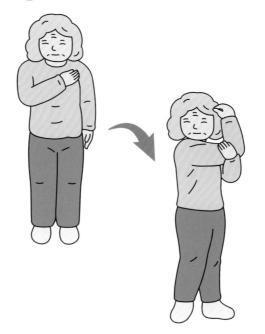

上背部柔软度运动

① 两腿站立分开，右手臂往左肩靠近。左手抓握右手肘，尽量将右手向左肩拉动（左侧反之亦同）。

② 维持姿势 5 ~ 10 秒，重复 2 ~ 3 次。

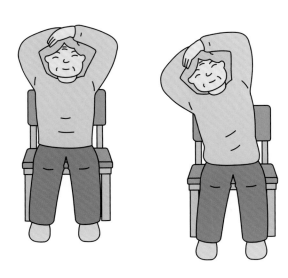

两侧躯干柔软度运动

1. 坐在稍矮的靠背椅上，双手交叉抱头。伸展左侧时，右手肘尽量往右侧倾斜（右侧亦同）。

2. 维持姿势 5～10 秒，重复 2～3 次。

腰部柔软度运动

1. 坐在稍矮的靠背椅上，上半身尽量前倾弯曲，头部和胸腹部慢慢下压，向两腿之间靠近。

2. 维持姿势 5～10 秒，重复 2～3 次。

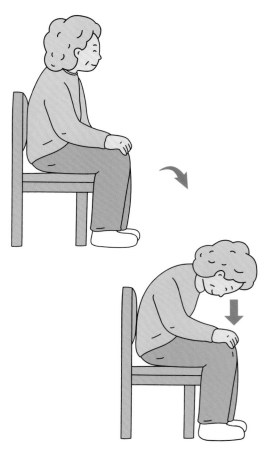

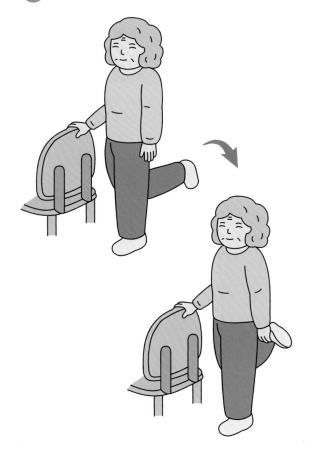

前侧髋部及大腿柔软度运动

1. 靠椅子站立，伸展右侧时，右手扶在椅背，右脚向后弯曲。用左手抓右脚踝尽量往上提（左脚反之亦同）。

2. 维持姿势 5～10 秒，重复 2～3 次。

内侧大腿柔软度运动

1 在地垫上或床上盘坐，两脚掌相对，脚跟向臀部靠近。两手抓握脚踝上方，用前臂向下压迫大腿靠近膝盖的位置。

2 维持 5 ~ 10 秒，重复 2 ~ 3 次。

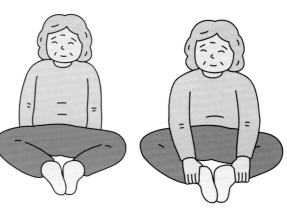

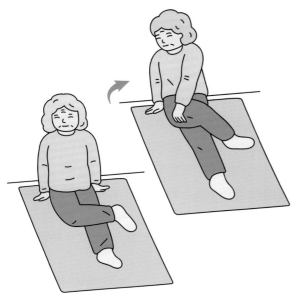

外侧大腿柔软度运动

1 坐在地垫上，将双腿伸直。伸展右侧时，右小腿弯曲，同时将右脚放在左膝外侧。右手撑地，左手按压右膝盖，身体尽量向右后侧转动。

2 维持体位 5 ~ 10 秒，重复 2 ~ 3 次。

后大腿及小腿柔软度运动

1 拉伸左腿时，右腿呈弓步，右侧膝盖与地面垂直，身体转向右侧，左腿向后伸直。右侧膝盖向前弯曲，同时上身前倾，使左侧大腿及小腿拉伸绷紧（右腿反之亦同）。

2 维持体位 5 ~ 10 秒，重复 2 ~ 3 次。

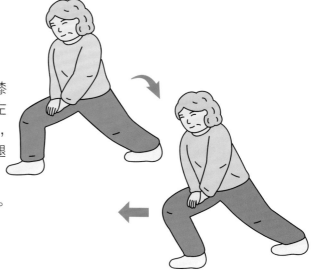

> **! 请注意**
>
> 拉伸时肌肉感到稍酸痛即可，不要过度拉伸，以免导致肌肉拉伤或意外。

参考文献

① 利平科特（美）. 老年专业照护 [M]. 程云，主译. 上海：世界图书出版公司，2016.

② 杨莘，程云. 老年专科护理 [M]. 北京：人民卫生出版社，2019.

③ 雷容丹. 护理礼仪与人际沟通 [M]. 北京：中国医药科技出版社，2011.

④ 刘凤荣. 居家护理必备 [M]. 北京：中国医药科技出版社，2018.

⑤ 金晓燕. 老年生活照护 [M]. 中央广播电视大学出版社，2016.

⑥ 宋岳涛，杨兵. 老年长期照护 [M]. 北京：中国协和医科大学出版社，2015.

⑦ 孟红燕，丁蔚. 养老护理技术指导手册 [M]. 苏州：苏州大学出版社，2017.

⑧ 周玉秋，张会君. 老年人健康照护与促进 [M]. 北京：人民卫生出版社，2018.

⑨ 王东旭，金霞，刘令仪. 实用老年家庭护理操作指南 [M]. 天津：天津科技翻译出版有限公司，2017.

⑩ 人力资源和社会保障部教材办公室等. 老年人生活照料实用技能 [M]. 北京：中国劳动社会保障出版社，2018.

⑪ 蒋红，顾妙娟，赵琦. 临床实用护理技术操作规范 [M]. 上海：上海科学技术出版社，2019.

⑫ 王丽. 老年慢性病患者护理手册 [M]. 苏州：苏州大学出版社，2017.

⑬ 潘敏. 康复护理学 [M]. 北京：人民卫生出版社，2011.

⑭ 林琳，刘月梅. 老年康复护理手册 [M]. 北京：中国医药科技出版社，2018.

⑮ 王陇德. 健康管理师 [M]. 北京：人民卫生出版社，2019.

⑯ 盛芝仁. 康复护理专科实践 [M]. 北京：人民卫生出版社，2019.

⑰ 王天明. 画说介护 [M]. 上海：第二军医大学出版社，2012.

⑱ 解超英. 中老年居家照护全图解手册 [M]. 南昌：江西科学技术出版社，2019.

⑲ 米山淑子（日）. 居家照护全方位手册（上）[M]. 林金立，胡慧文，译. 台北：新自然主义·幸福绿光，2016.

⑳ 米山淑子（日）. 居家照护全方位手册（下）[M]. 林金立，胡慧文，译. 台北：新自然主义·幸福绿光，2016.

㉑ 陈亮恭. 居家长期照护全书 [M]. 台北：原水文化，2017.